サトウサンペイの「操体法」入門

中央公論新社

サトウサンペイの「操体法」入門

目次

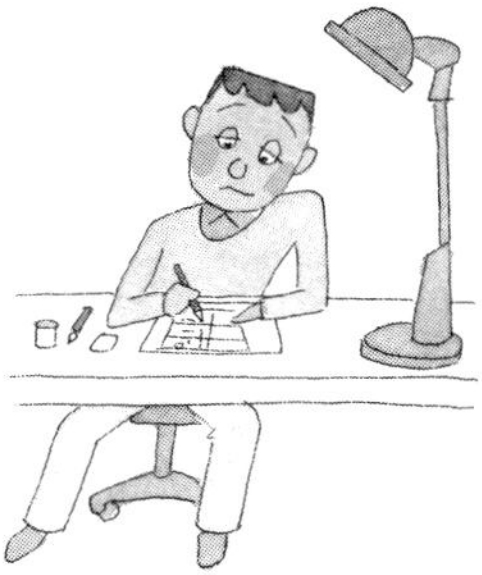

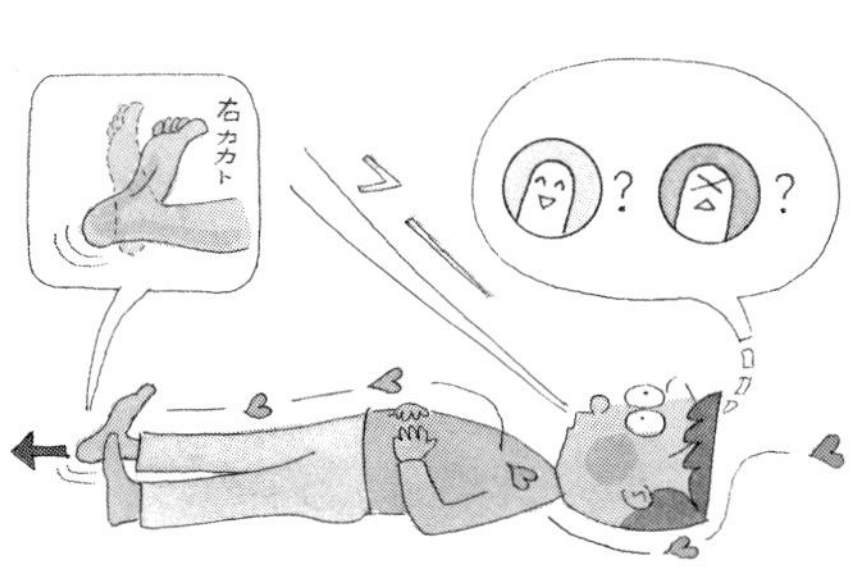

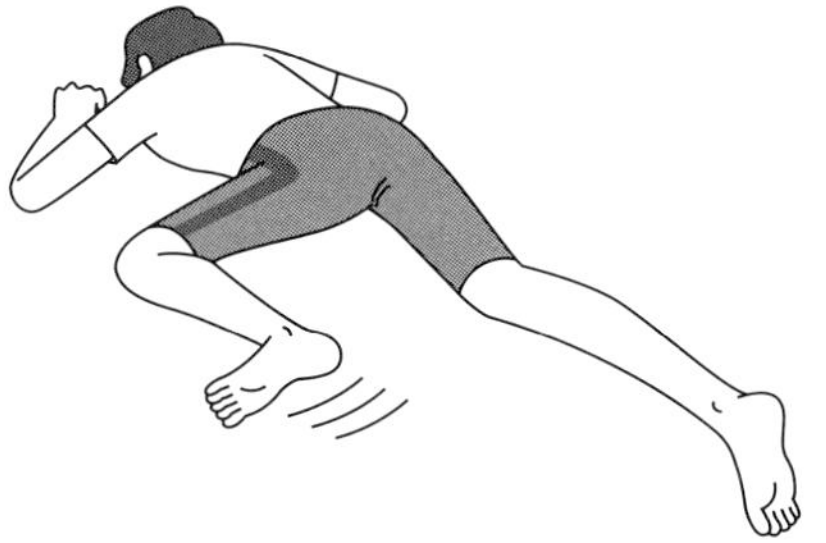

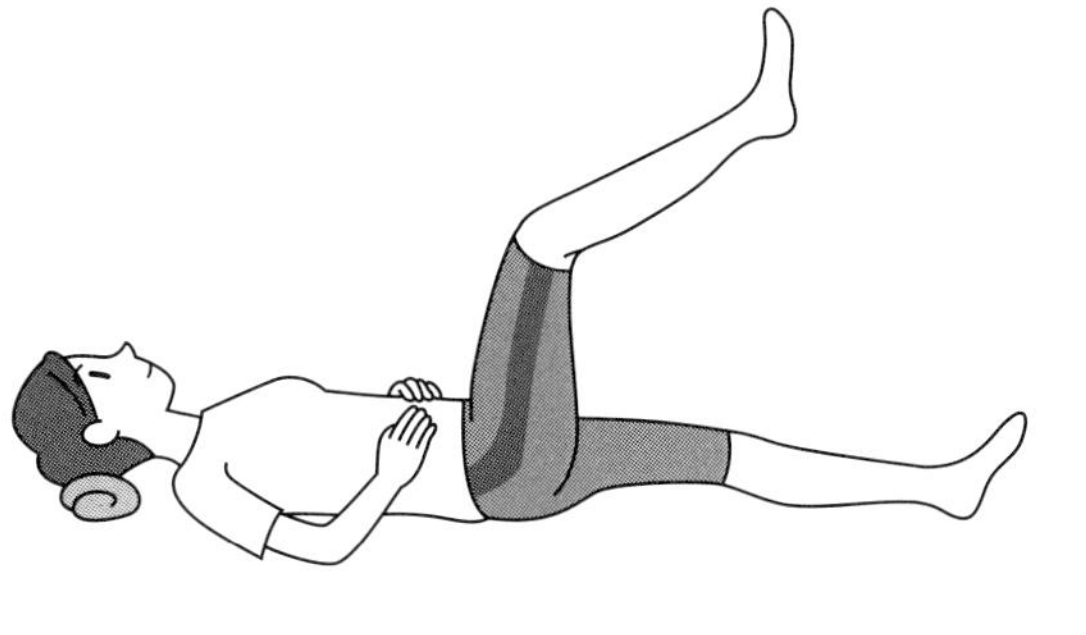

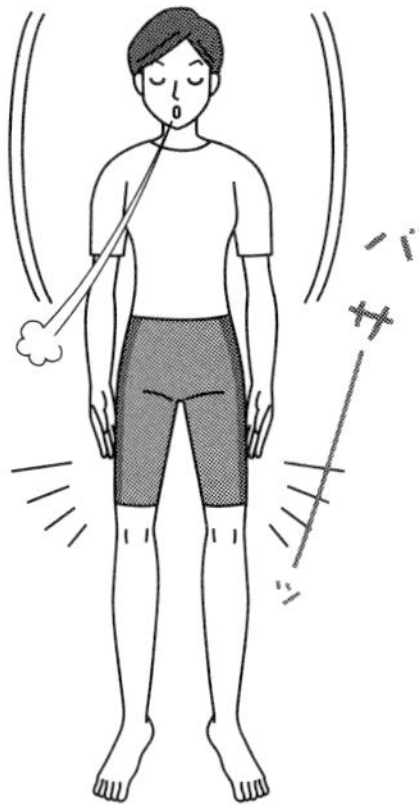
バサーッ

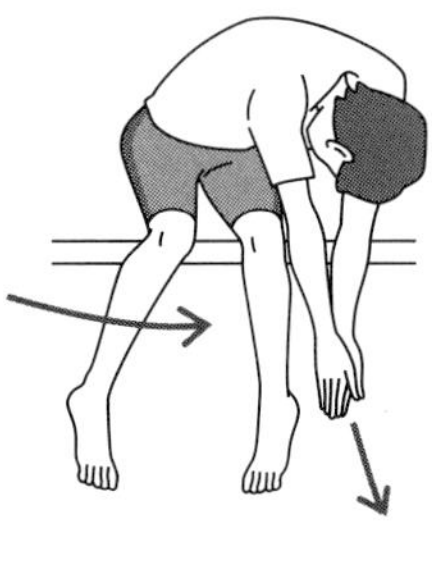

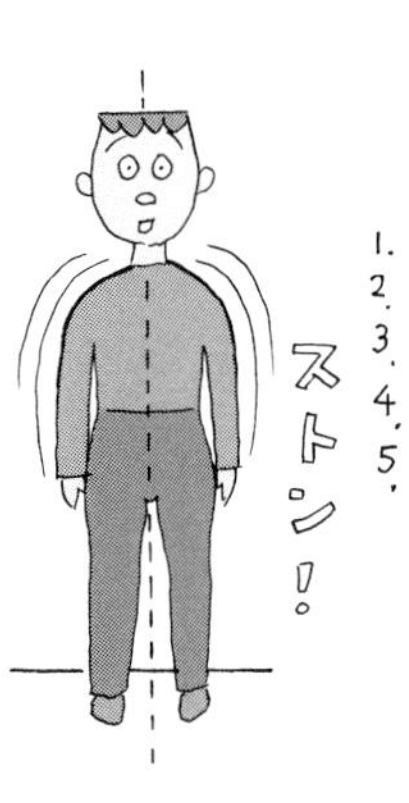
1. 2. 3. 4. 5.
ストン!。

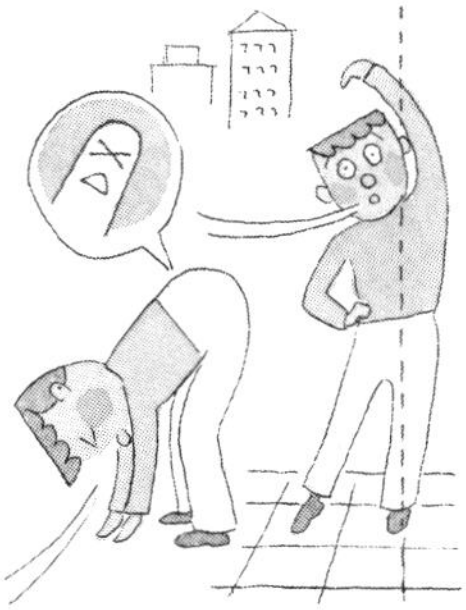

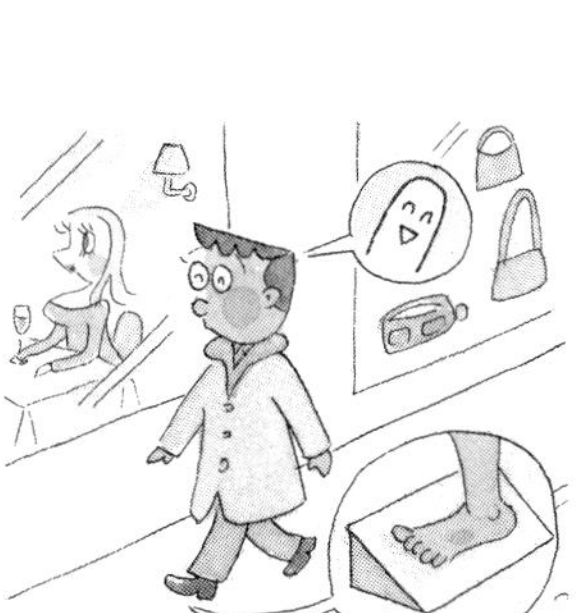

出版にあたって

操体法指導　**佐藤　武**

操体法は、創始者である橋本敬三先生（1897〜1993）が、医師として多数の患者さんと接する中で、その悩みや苦痛を解消するために、生み出された健康法です。西洋医学と共に東洋医学の研究が成果を上げています。

私は、先生と出会って40年以上になりますが、操体法の研究、実践を続けてきて、その素晴らしさを日々実感しております。

操体法の考え方の基本は、「人間の体は、本来はバランスがとれているものであるから、体をその状態にもどすことにある」ということです。

この考え方を元に、自分で自分の体を動かしてみて、まず自分の体の状態をつかみ、次にバランスが崩れてヒズミのある体を正しい状態にもどすことを行ないます。

そのとき、動きの中で「不快を感じる」ことは、アンバランスな体になっているサインであり、「心地よさ」を感じることが、バランスのとれた体からのサインであると考えます。

操体法では、病気を治すとは考えておらず、体が元の正しい形にもどると、結果として病気やさまざまな問題も解決する、と考えています。

操体法の大きな特色は、「自力」で行なうということです。自分の体の状態、「快」や「不快」は本人にしかわかりません。頭で考えるのではなく、自分の「体」からのサインをとらえ、判断することは、本人にしかできません。

今回、サトウ サンペイ先生が私のおります仙台まで、1年半以上もずっと通っていただき、ご自分でも実践される中で、「操体法をまだご存じない多くの方にも伝えたい、人が助かる！」と執筆にかかられ、こうして本書を刊行する運びとなりました。

わかりやすい用語の選び方やイラストなどについてサトウ サンペイ先生にご教示いただき感謝しております。操体法が多くの方々の抱える苦痛、悩み、問題の解決のため、お役に立ちますことを心から願っております。

〝遠距離通学〟

生徒のページ

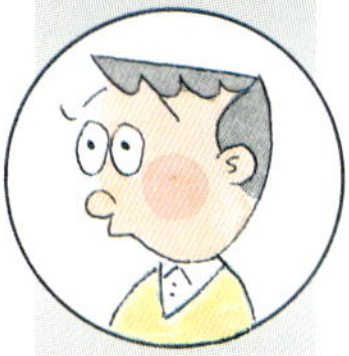

（1）

サトウ サンペイ

はじめに

少年時代、私は体操が苦手でした。駆けっこはいつもビリ、鉄棒はぶら下がったきり、跳び箱は上級生になっても3段まで……。

「操体法」は、書けば「体操」の逆さまです。それならできるかな、というのは冗談ですが、運動神経が鈍くても、筋力が弱くてもちゃんとできました。だから、どなたにもそうむずかしくはないでしょう。

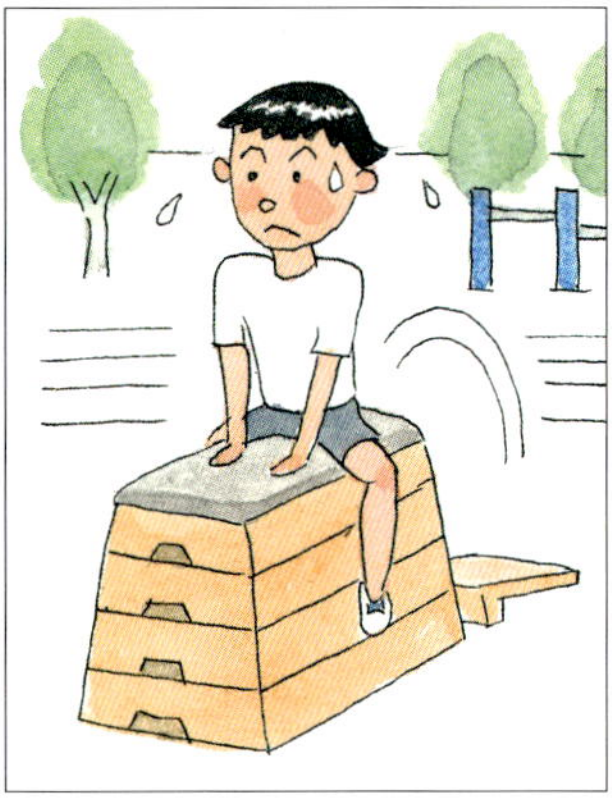

私はよく肩や首や腰がこります。それは仕事をしているときの姿勢が悪いからでしょう。弱い筋肉で重い頭を支え、何時間も何10時間もイスに座っていれば、体の設計図が狂ってくるはずです。

操体法ではそれを「体の歪（ヒズミ）」といっています。なるほど歪という字は不正と書きます。その不正を正すと、自分でも肩コリや、ちょっとした痛みぐらいなら和らげることができます。
操体法が素晴らしいのは、気持ちのよいほうに体を動かして、体のヒズミを正す点です。痛いほうに動かしてはいけないのです。それにいつでもどこでも一人でできます。

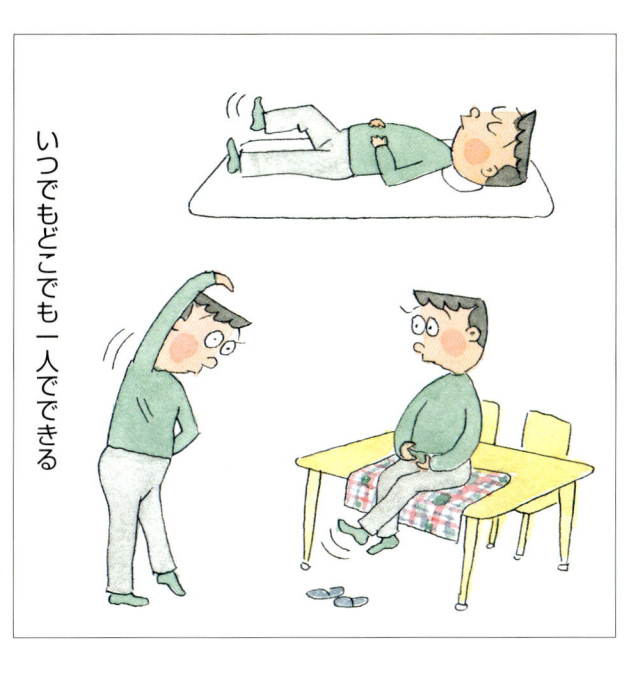

操体法の達人、佐藤武先生を月に1、2度、仙台に訪ねて、もう1年半を超えました。まだ、ガンコな首や腰の固さは残っていますが、肩のあたりは1、2度で柔らかくなり、あれほどお世話になっていたマッサージやハリにもほとんど行かなくなりました。
人間には癖があります。知らず知らずのうちに体にヒズミができている人が多いのではないか、と思います。この入門案内書が多少でもお役に立てば幸いです。

2004年　新春

では、始めてみましょう

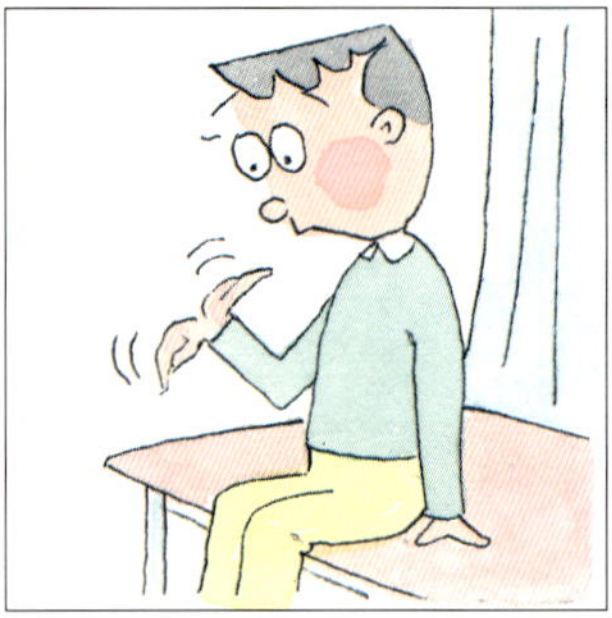

操体法は体の関節のどれか一つを動かして、体のヒズミを正すものです。

たとえば、手クビの関節一つでも、上に反らしたり、下にうつ向けたり、左右に曲げたり、ひねったりすることができます。

いろいろやってみると、楽な方向と、少しそうでもない方向があることに気づきます。それを自分で「テスト」して、楽な方向に動かして、体の「ヒズミを正す」のです。

私が遠距離通学をしたヘルスプラザ仙台には、ごくふつうの治療台が1台置いてあるだけでした。その上に寝ころんだり、腰をかけたり、あるいは床の上に立って行ないました。

ではまず、寝ころびのポーズから

左ページ上の絵をごらんください。

①固めのベッドの上か、カーペットの上にあお向けに寝ころびます。敷きぶとんを1枚敷いてもよいです。

②左右の足は腰幅くらいに開き、全身の力を抜き、リラックスします。

③両手はおなかの上にのせ、ヒジは両側に置きます。指を組んだり、手のひらを重ねると、

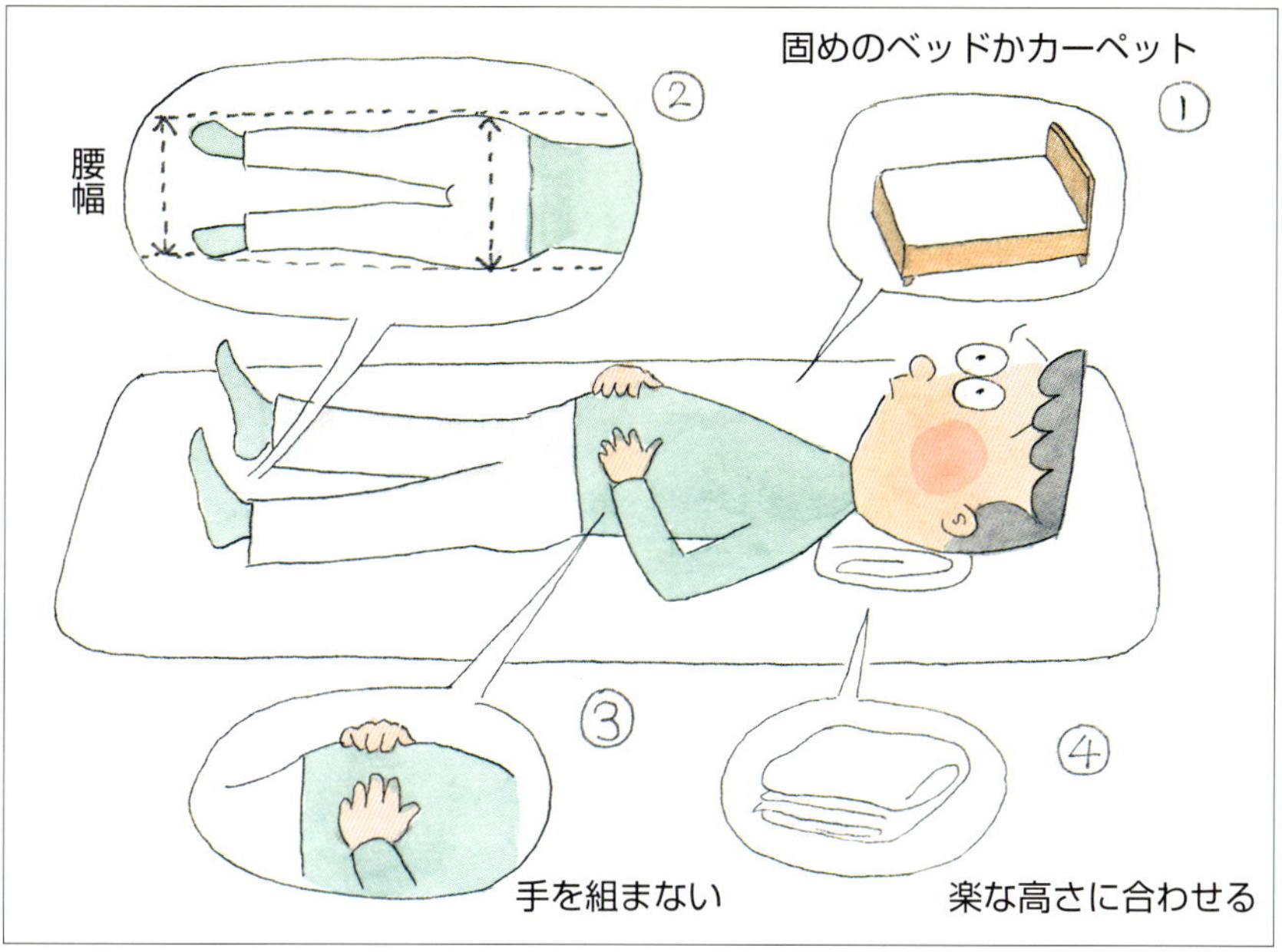

力が入ってしまいます。

④枕をする場合は、バスタオルを畳んだぐらいの高さがよいそうです。

自分でテストしてから、ヒズミを正す

お医者さんが患者を目で見て、診察するのを「望診《ぼうしん》」、手で触れるのを「触診《しょくしん》」といいます。

操体法は、佐藤武先生が私の体の動きを見て、診察されるわけですから「動診《どうしん》」といっています。ただ、自分でやるときは「テスト」というほうが、わかりやすいので、この本ではそう呼ぶことにしました。

操体法は自分でテストをしてみて、体のヒズミを見つけて、それを正しく治すのです。

今までの操体法ではそれを「是正動作」といっていますが、どうも軍隊調です。それでこの本では「ヒズミを正す」という言葉に直しました。

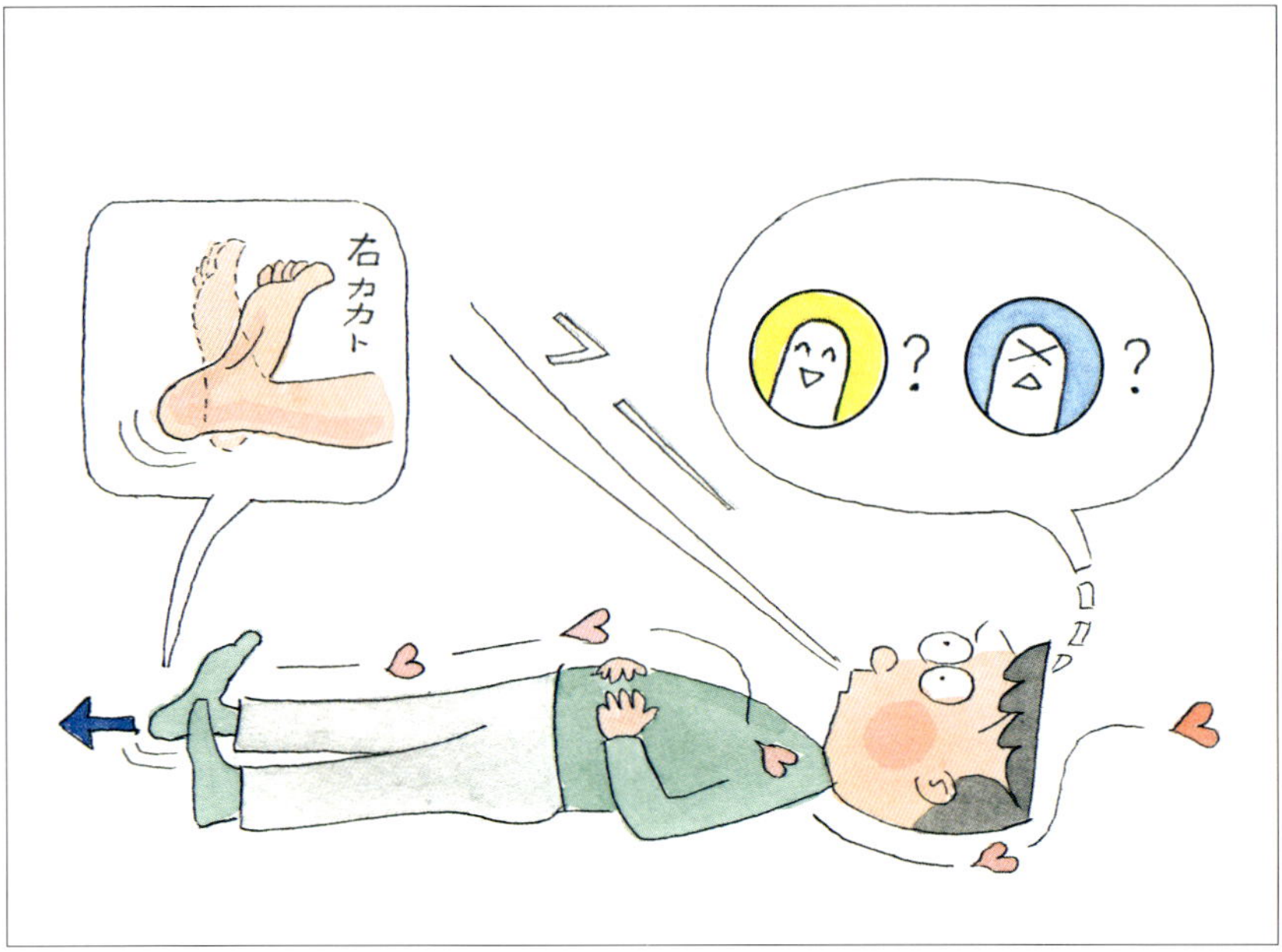

①まず、テストをする

〈右足のカカト突き出し〉

右足のカカトをゆっくり突き出します（足を反らせるだけでなくカカトをウーンと外に突き出すのです）。すると、その上部の関節を通って、「何か」が、腰や背や首、そして頭のほうへと伝わっていくような感じがします。ここが操体法でいちばん大事な、むずかしいところです。周りの人に試してもらいましたが、すぐに感じる人もいたし、「いや、なんにも感じない」という人もいました。

私もはじめはなんにも感じなかったのですが、全身の力を抜いて、ゆっくりと息を吐きながら行なうと、感じられるようになりました。

そのとき、体のどこかに「痛み」とか「不快感」を感じるときと、反対に心地よい「快感」

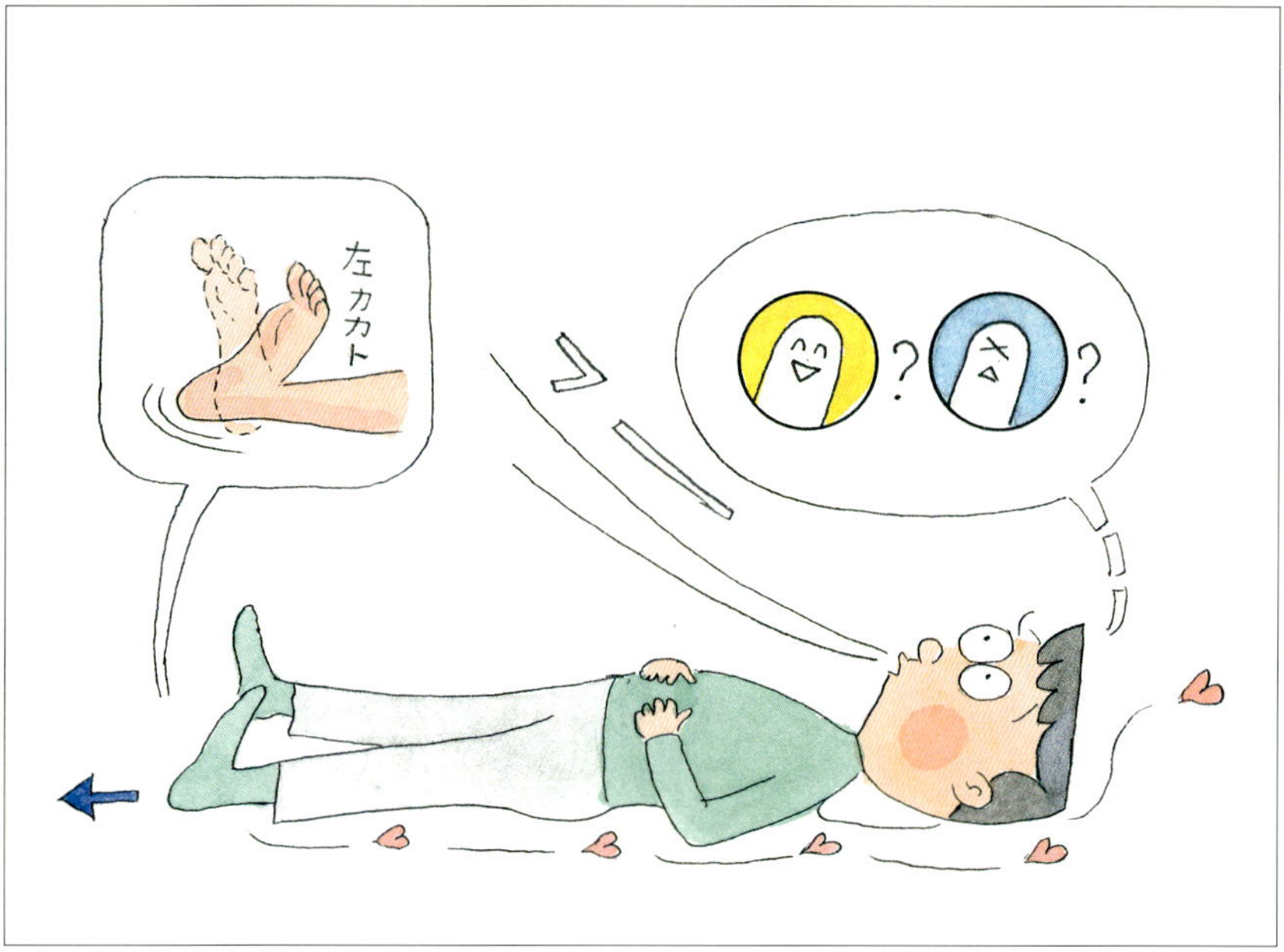

を感じるときがありました。

「ヒズミを正す」のには、痛みのあるほうの足は使いません。快感を感じる、または、なんともないほうの足を使います。まず、こういったテストを行なうのです。次は反対の左足のカカトです。

〈左足のカカト突き出し〉

同じことを左足のカカトでもやります。全身の力を抜いてゆっくり息を吐きながら突き出してみます。

ここでも「不快感」のあるときと、「快感」のあるときがあります。

不快感を感じたときは、その足は使ってはいけません。

私の場合、どちらの足も痛いというほどではなかったので、より、やりやすいほうの足を使いました（日によって違うこともあります）。

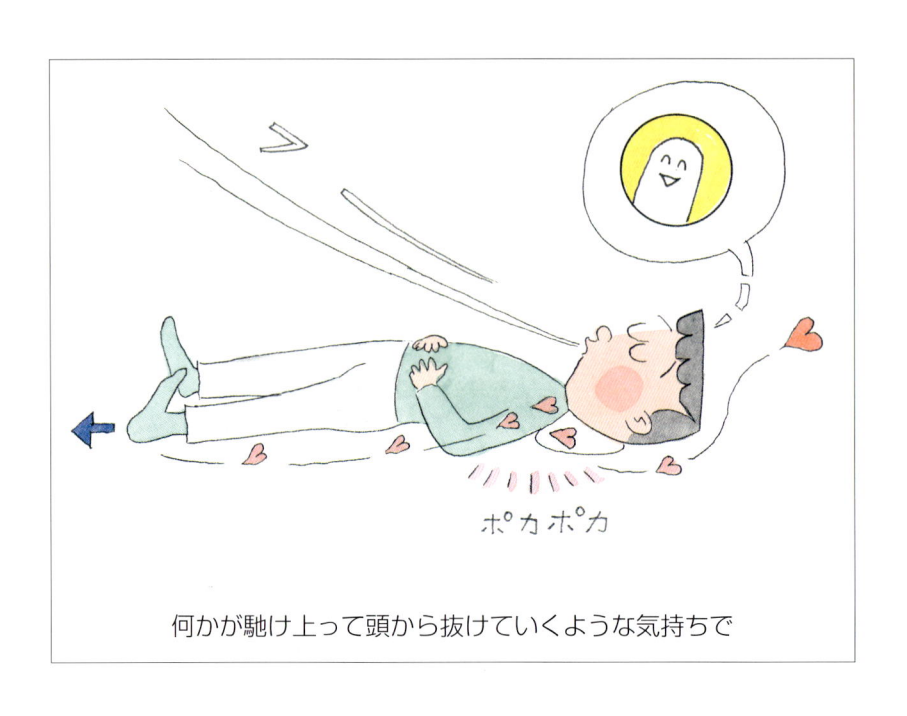

何かが馳け上って頭から抜けていくような気持ちで

②ヒズミを正す

「なんともない、楽だ」と快感を感じるほうの足を使ってヒズミを正します。

　私はテストでやったように左カカトをゆっくり静かに息を吐きながら、突き出していきました。先生にいわれたとおり、頭のてっぺんに抜けるような気持ちでやってみました。すると、「何か」が、関節を通って上部へ連動するのでしょうか、背と肩が、少し痛くて気持ちよい、「イタ（痛）気持ちよい」感じがしました。

　そこでそのよい気持ちが、頭のてっぺんを突き抜けていったら、あるいは息を吐き終わったら、カカトを元にもどしました。この動作をゆっくり5回繰り返します。慣れてくると、肩のへんがポカポカと温かくなりました。

③チェックしてみる

そこで一度、「少し不快感のあった右足」でチェックをしてみます。不快感がとれているかどうか？　とれていればそこでやめます。

治り方はその人のヒズミの大小によってもちがうし、またカカトの突き出し方の慣れ、不慣れによってもちがいます。

④少し追加してもよい

まだ、不快感（痛みなど）がとれていない場合は、快感のあるほうの足でもう3回ほど、「ヒズミを正す」動作を繰り返します。

そのあと、もう一度チェックして、よくなれば、終わります。まだ、不快感があったとしても、初めのうちはこれ以上はやらないで別の動作（「先生のページ」にあります）に移るほうがよいと思います。

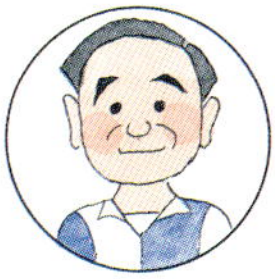

先生から指導を受けている間に交わした話をこの本のところどころに入れようと思います。

サトウ「ぼくは寝ころんでもすぐにはやらず、しばらくダラーンとしています」

先生「それはいいことです。体をゆるめてリラックスさせるのが大事です。動かすときは、静かにゆっくり、息を吐きながら、頭のてっぺんに抜けていくような気持ちで行なってください」

サトウ「こっているところがイタ（痛）気持ちよいというか。ポカポカ温かくなってきます」

先生「そこでいい気持ちを少し味わってから、足クビの関節を元にもどします」

サトウ「息を吐き切るというか、いい気持ちが頭のてっぺんに抜けていったら元にもどす感じですね」

ひとこと

「痛い」「気持ちいい」について

「痛い」にもいろいろあります。ちょっと動かして、「イテーッ!」。これはもう重症です。「イタッ」「キャッ」「ピリッ」「ズキン」も「痛い」の仲間です。そのへんが「どんより」「だるーい」も「痛い」の仲間です。これをこの本では「痛い」「感じワルイ」とか、略して「不快」というふうに書くこともあります。

反対に「なんともないよ」「楽だね」「アン、気持ちいい」などがあります。略して「快」と書くこともあります。動かしている最中、少し痛いが気持ちよい「イタ(痛)気持ちよい」もこの仲間に入れたいと思います。

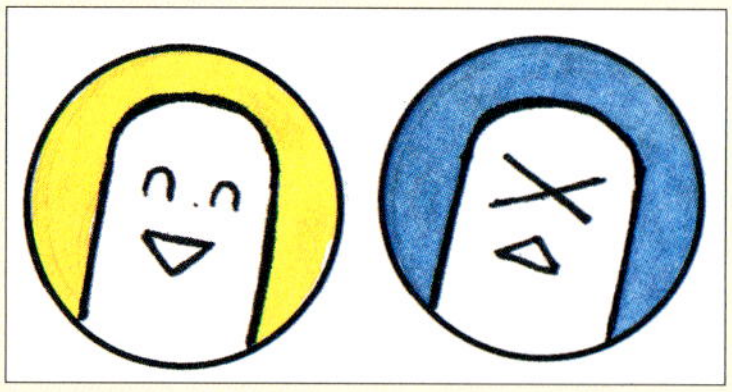

絵の中にこんなマークが出てきます
右は「痛い」「不快」のマーク
左は「気持ちいい」「快」のマーク

腹式呼吸法が大事

先生は「呼吸法は、あまり気にしないでもいいです。体が動くときは自然に息を吐くものだから。たとえば剣道で打ち込むときは息を吐いています。息を吸いながらでは打たれてしまいますよ」

と、こともなげにいわれるのですが、この道40年の達人だからのことであって、初心者にとっては、それさえもはじめて聞く言葉かもしれません。

腹式呼吸といってもおなかに肺があるわけではありません。息を吸ったとき、空気をおなかに入れたつもりになって、おなかをポーンとふくらませるだけのことです。

女性には腹式呼吸が苦手な人が多いそうですが、寝ころんで、手をおなかの上に軽くのせて行なうと、やりやすいです。息を吐くときは、口をすぼめて吐くと、息をゆっくり長く吐けると思います。おなかがひっこんでペッチャンコになるまで……（私はペッチャンコになりませんが……）。

息を吸うときは、ホコリやバイキンを鼻毛や粘膜が守ってくれるから、鼻から吸うほうがよいでしょう。

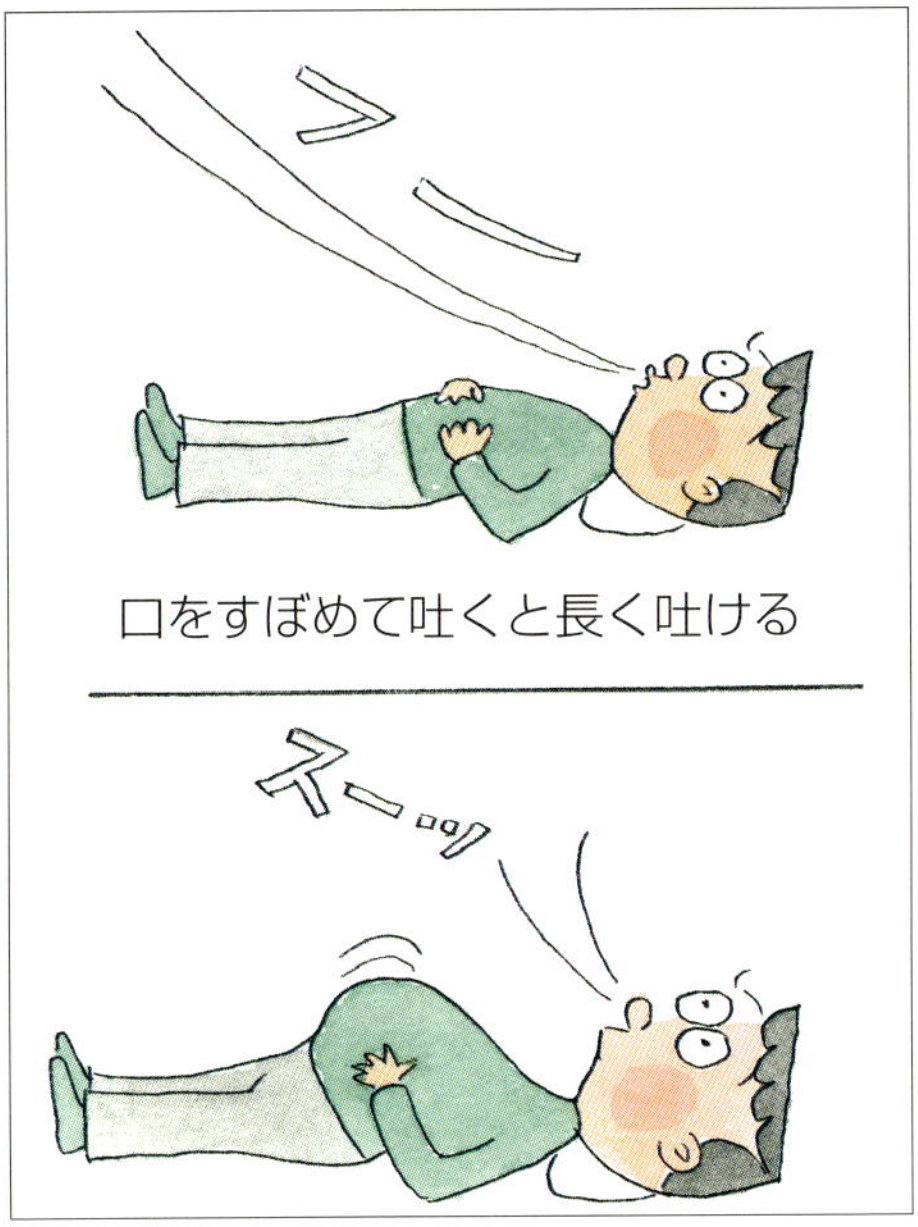

口をすぼめて吐くと長く吐ける

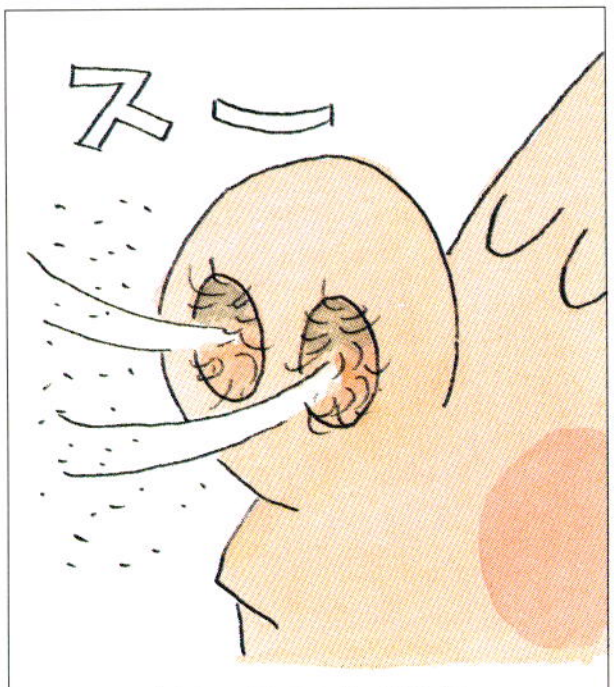

鼻から息を吸う

操体法の創始者、橋本敬三先生も、「長息《ながいき》は長生きの基」と、愛情こめて推奨しておられます。次のページに、橋本先生の御著書の中から、呼吸法について書かれているところをご紹介しておきます。

長生きする深呼吸法

橋本　敬三

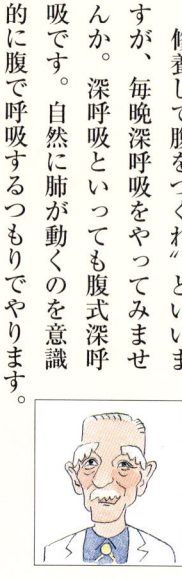

〝修養して腹をつくれ〟といいますが、毎晩深呼吸をやってみませんか。深呼吸といっても腹式深呼吸です。自然に肺が動くのを意識的に腹で呼吸するつもりでやります。

横隔膜を大きく動かします。夜寝る前に床の中でやれば、いちばん楽にできます。枕をはずして両手を下腹に当て、両ヒザを立てて軽く合わせ、両足を少しひろげて、足先を軽く内側に向け、軽くツマ先を踏む気持ちになります。

コツは十分吐くこと

まず下腹をへっこませて、できるだけ息を吐ききるのです。残さないよう全部吐く。するとひとりでに息が吸いたくなる。「スッ」とあんまり気にしないで、下腹に吸うつもりで吸ってください（吸うときは背骨《せぼね》が反り、吐いたときは背骨が丸くなっています。深く吐いているときに少し肛門をすぼめるような気持ちで力を入れると、尾骶骨《びていこつ》と恥骨が、少し浮き上がるようになります）。呼吸のコツは吐き方にあります。とにかく十分に吐くこと。よく吐けばひとりでに十分入ります。

だんだん練習して吐く息を長くします。10日もやれば1分間に2、3回の呼吸ができるようになります。

毎晩やるのです。死ぬまでやるのです。どうせ死ぬまで、息をつかないわけにはいかないのですから、ひと奮発、覚悟しましょう。

長い息をできる人は長生きになるのです。長患いの病人でも、寝たきり老人でも、腹式呼吸を上手にやっていれば、全身運動になり、バランスがとれて健康を回復するようになります。

毎晩続けていると起きているときも仕事をしているときもいつの間にか腹に力が入っているようにな

ります。腹が練れてきた証拠です。

人間万事腹で決まる

人間万事腹でやれといわれるのは、腹に力が入っていれば落ち着きが出てくるからです。あわてない、

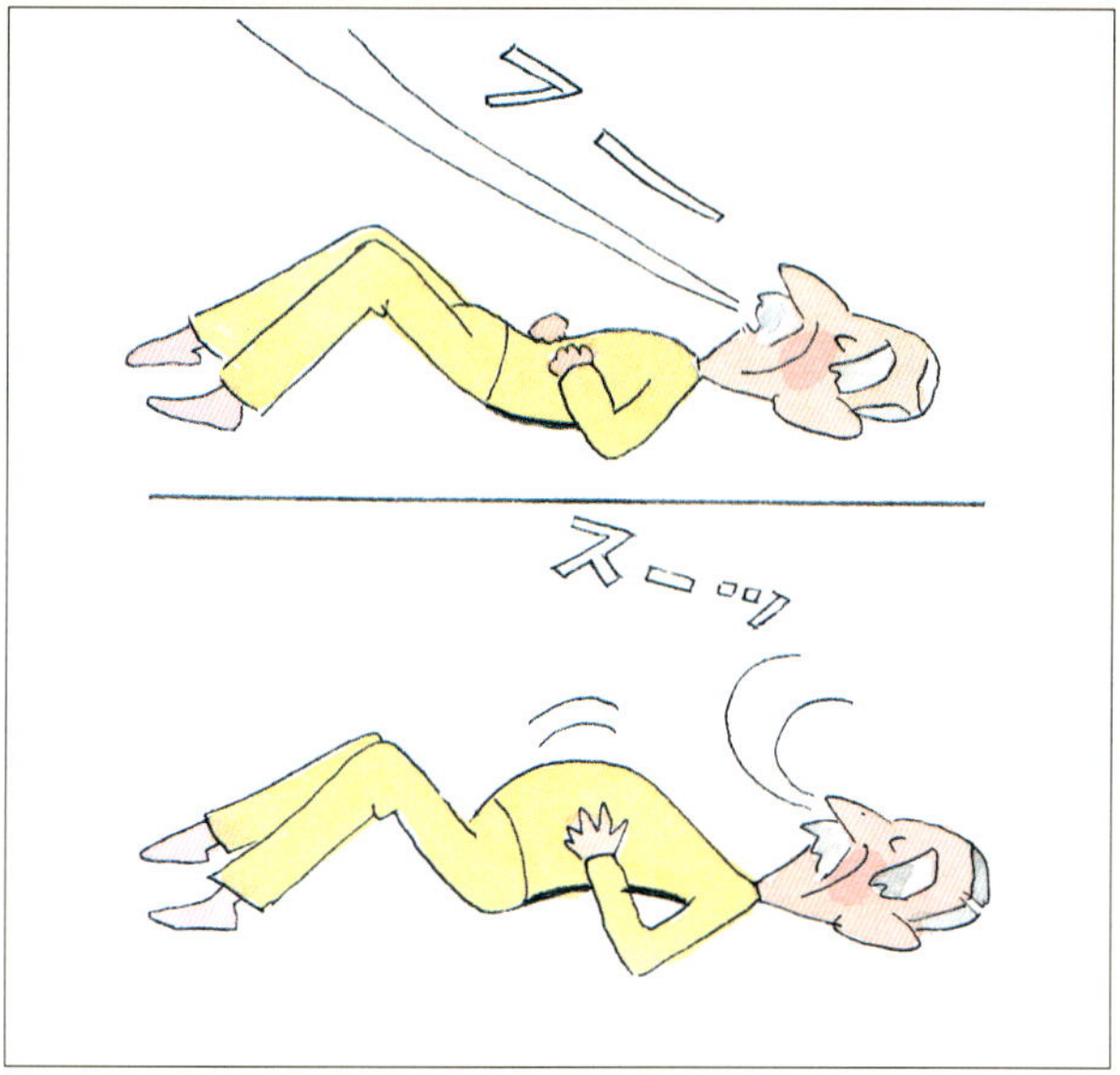

判断が早くつく、実行力が出る。万事腹で決まる。運命を左右する力が出る。セックスのコントロールも可能になるオマケまでつく。（中略）

医学的にいえば、胸先に力が入ると、交感神経が興奮して緊張が高まるのですが、度が過ぎるとセカセカしてのぼせてきます。コントロールがきかなくなります。

腹に力を適当に入れると、副交感神経（迷走神経）が興奮して、制御力が出るようになっているのです。

下腹に力が入れば、体の重心が低く下がり安定度が増してきます。腰がシッカリしてきます。体のカナメの腰がしっかりしてきたら、強くなるのは当たり前でしょう。（中略）ただし、やるかやらぬかはあなた自身にかかっています。

（『温古堂先生・万病を治せる妙療法』より。一部加筆）

橋本 敬三（はしもと けいぞう）
明治30年（1897）福島県生まれ。大正10年に新潟医専を卒業後、東北帝大医学部で生理学を学ぶ。その後、漢方医学をはじめとした民間療法に目を向け、橋本操体法の基礎理念を構築。昭和16年に仙台で温古堂医院を開業、以来同院で操体法の治療にあたってきた。平成5年老衰のため97歳で他界。

カカト突き出し、上級生向きの方法もあり

よく考えてみると、腰幅に開いた足のカカトを突き出すということは、A図のように足を少し斜めの方向に伸ばすことになります。

カカトをウーンと突き出すと、B図のように体の側面が少し湾曲を描くはずですね（この絵はわかりやすいように大げさに描いてあります。そういう気持ちでということ。決してそのまま真似をしないように）。

すると、自然に反対の足のヒザが、ゆるむというか、少し浮き上がります。

ま、しかし、実行は少し慣れてからにしてください。私の場合、仙台に通って半年目ぐらいで、はじめて教えてもらったことです。

効果大ですが、初心者は、ちょっと1回やっ

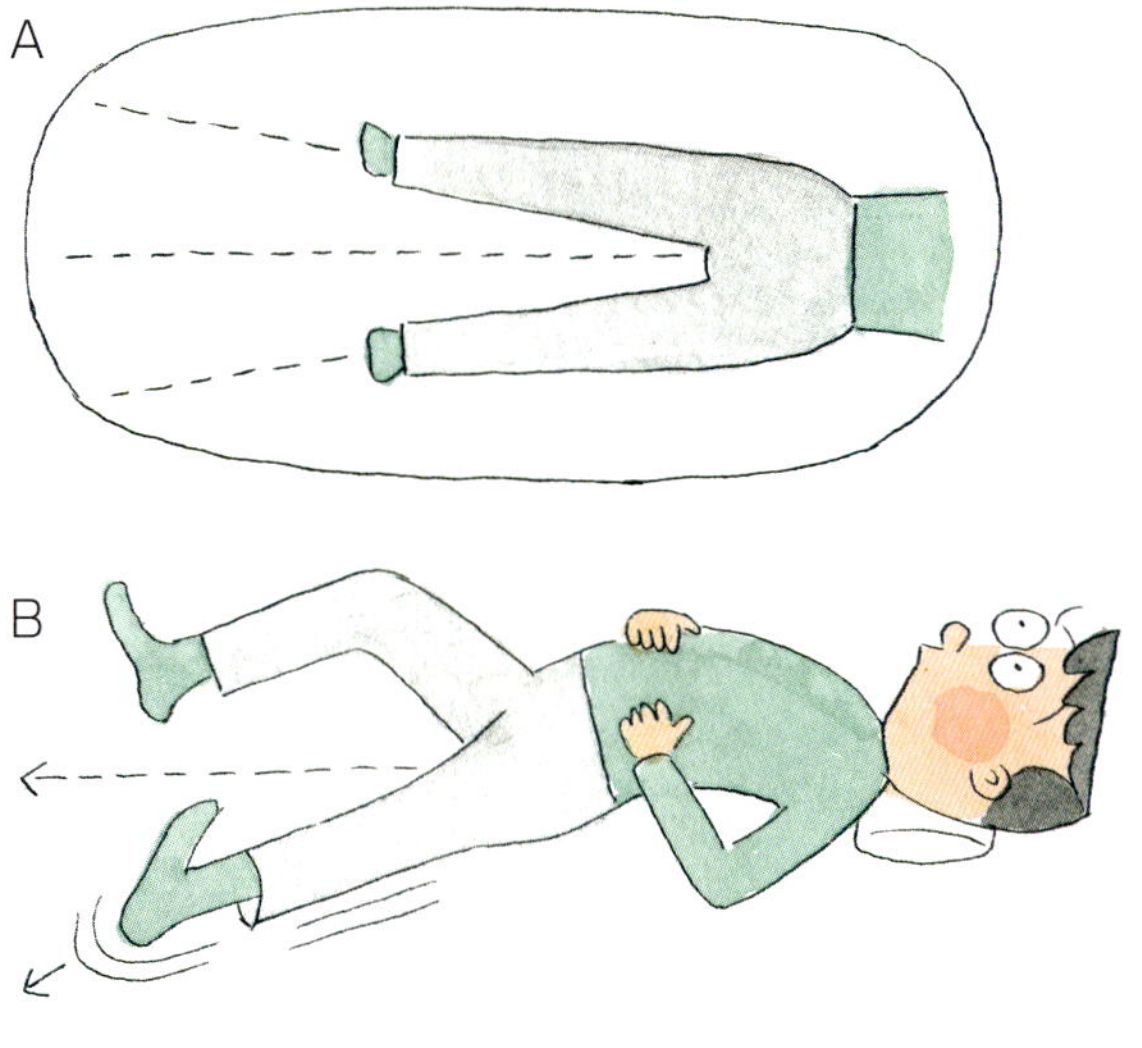

これは大げさに描いたもの。真似しないこと

てみて……、ウン大丈夫、といった具合に控えめにやるべきです。もしも〝誤診〟していたら、逆にどこかにヒズミが出てしまいますからね。

サトウ「テストして、両足ともどこかが痛いと感じるときは、両方ともやってはいけませんね」

先生「そうです。禁止です」

サトウ「私の場合、カカト突き出しは、左右両足とも気持ちよいのですけれど、こういう場合は両方やってもいいんでしょうね」

先生「カカト突き出しの場合はかまいません。これは説明が少しむずかしくなりますが、骨盤のヒズミとの関係ですから」

サトウ「他の関節を動かして、それが間違っていたり、気持ちがよくて、やりすぎて、万一どこかが痛くなったようなときは？」

先生「痛くなった反対の動作を、同じ方法でするだけのことです」

サトウ「ぼくの場合、カカトを突き出すと、快感はヒザや腰から飛んですぐに肩甲骨や首へきます。肩甲骨のへんや、肩のへんがボーッと温かくなって……」

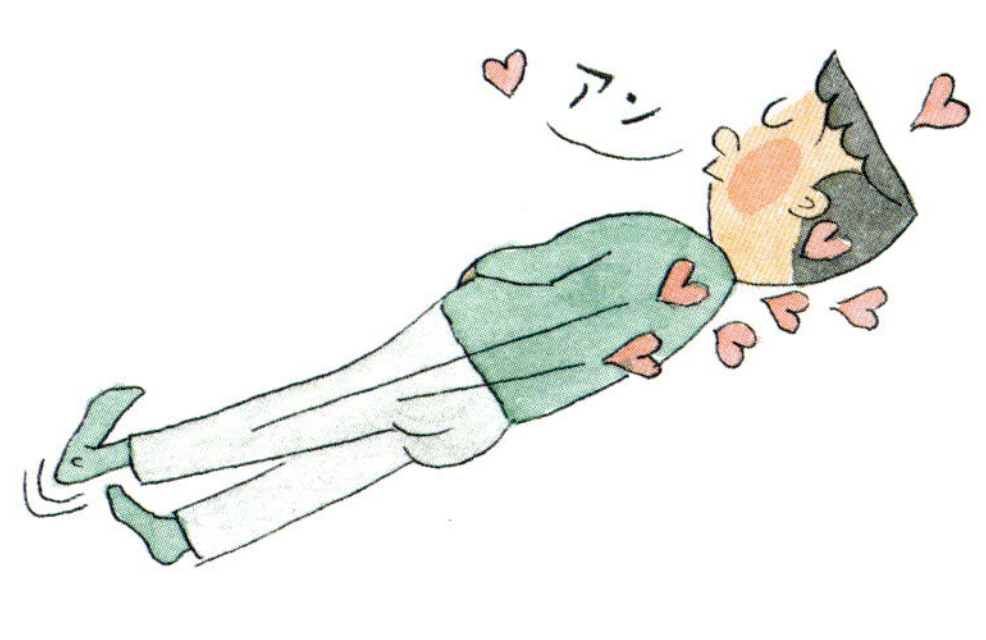

私の場合、肩や首のあたりが気持ちよい

先生「それがいいのです」
サトウ「そういえば、肩が柔らかくなって、最近マッサージさんにあまり行かなくなりましたね。親しい方なのに悪い気がしますが」
先生「ハハハハ」
サトウ「それから、先生。体の動きよりもほんのちょっと、1秒か、1・5秒かぐらい、遅れ気味に息を吐くほうが、上部への連動が気持ちよく感じられます」
先生「そのとおりですよ！　サンペイさんは体の感じ方がすごくいいですね」
サトウ「それはしばらくやると、だれにでもわかってくると思います」

クセで重心が偏《かたよ》る

橋本敬三先生は『誰にもわかる操体法の医学』の中で、

「人間には右利き、左利きがあるので、体に多少の偏りが生じ、また、人間にはクセというも

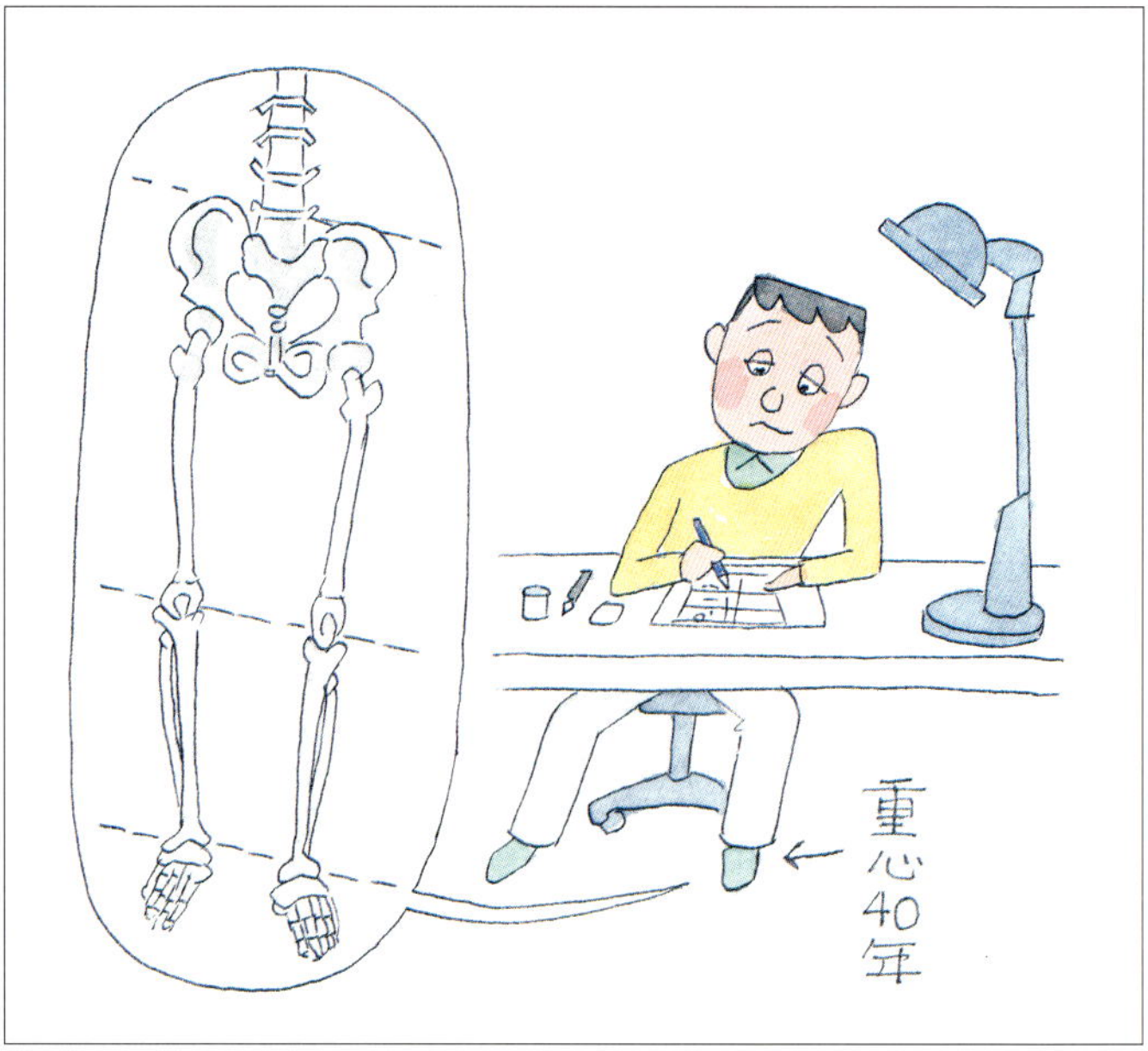

のがあるから、重心が右か左に、あるいは前後に、上下に偏るものである」と、おっしゃっています。

　また、力の入るほうに重心が偏ると、そちらのほうが伸びてきて、反対のほうが縮んでくるそうです。

　右利きで右重心の人が多いから、右足が伸びて左足が短く見える人が多いのだそうですが、私は右利きなのに左足が伸びています。そういえば、イスに座って漫画を描いているときは、左に重心がかかっています。

　足の長さは左右同じでも、骨盤に少しでも傾きがあると、片方がつり上がって、ほんの少し短く見えるのだそうです（もちろん、絵は大げさに描いてあります）。

　また、縮んでいるほうの側の内臓に故障が起こりやすいともおっしゃっています。

ひとこと

左右どちらが長いか？について

カカトを見たのではわかりません。たとえば、足先を少し反らせれば、カカトが出て長く見えるからです。

創始者の橋本敬三先生は「内側のクルブシを見よ」と書いておられます。なるほど、骨盤が上がっていれば、足クビの関節も上がっているわけですね。

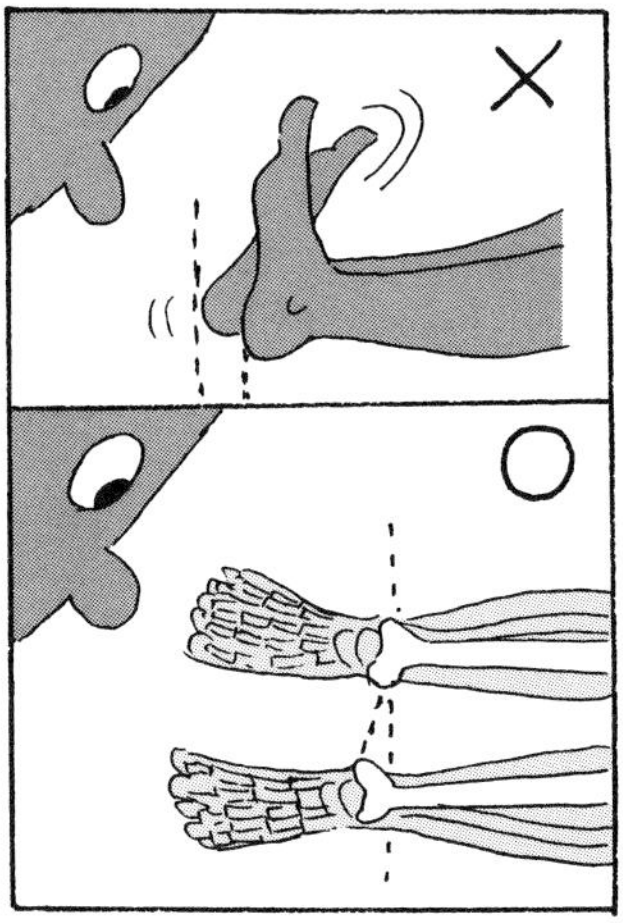

サトウ「すると、ぼくの場合は、右が縮んでいるのだから、右足カカトを突き出せばいいんですね」

先生「とんでもない。反対ですよ。伸びている左の足を伸ばすほうが気持ちがいいはずです」

サトウ「えっ！　そうですか、やっぱり……。実はぼくもそう感じてはいました。しかし、縮んでいるほうを伸ばすのが、当たり前なのに……」

先生「頭で考えなくて、体に聞いてください。楽なほうを、気持ちのよいほうを、といっているでしょ」

サトウ「ウーン……、腰のあたりのヒズミというか、設計の狂いを気長に治すんですな」

「ちょっと歩く」「水分をとる」も大切

操体法の数々の動作の中で、たとえば、「左右の足を外側（私の楽な方向）にひねる」ようなことは、家で一人でもできますが、仙台へ行ったときは、同じことを先生が足を持って、私のひねる力に抵抗するように加圧されることがありました。

そういうのを3、4種類やると、「ちょっと、歩いてみてください」と、いわれます。

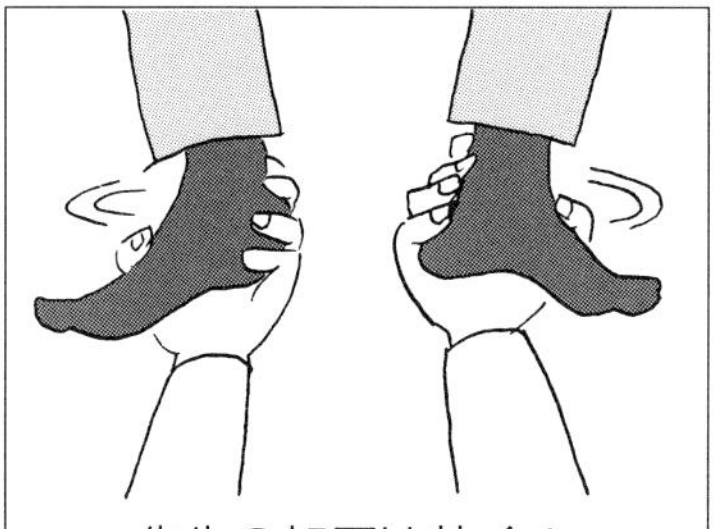

先生の加圧は効く！

このことは特筆すべきことの一つでしょう。歩くことによってヒズミがとれたかどうかがわかるし、また、歩くこと

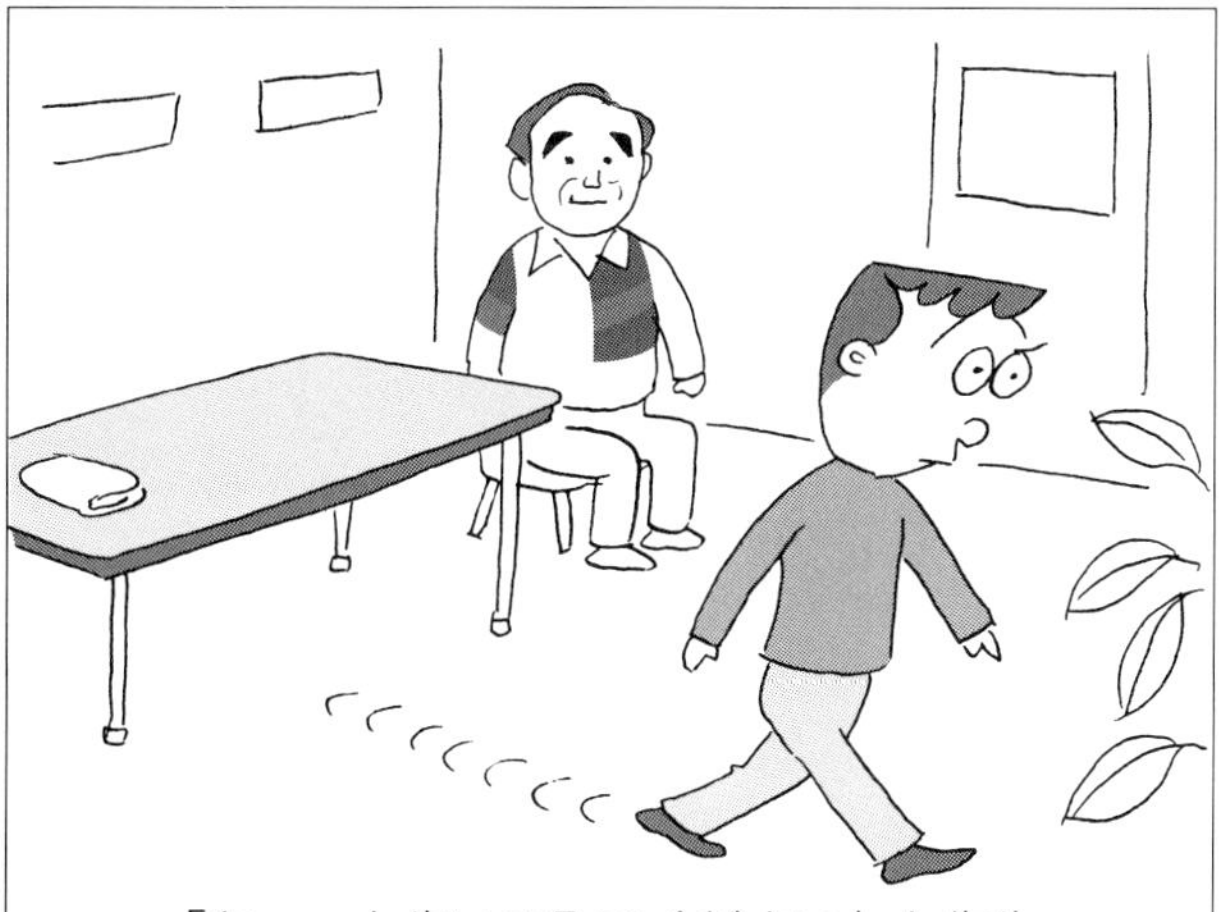
「ちょっと歩いてみてください」と先生

によってヒズミがとれる場合もあるのです。

私が「あー、軽くなりました」といって歩いているとき、先生が、「立ち止まって足を見てください」といわれました。

すると、足がA図のようになっていたのです。「アレッ」いつもはB図のように開いているのに。

「ヒズミを正す」と、体重が自然に内側にかかるようです。

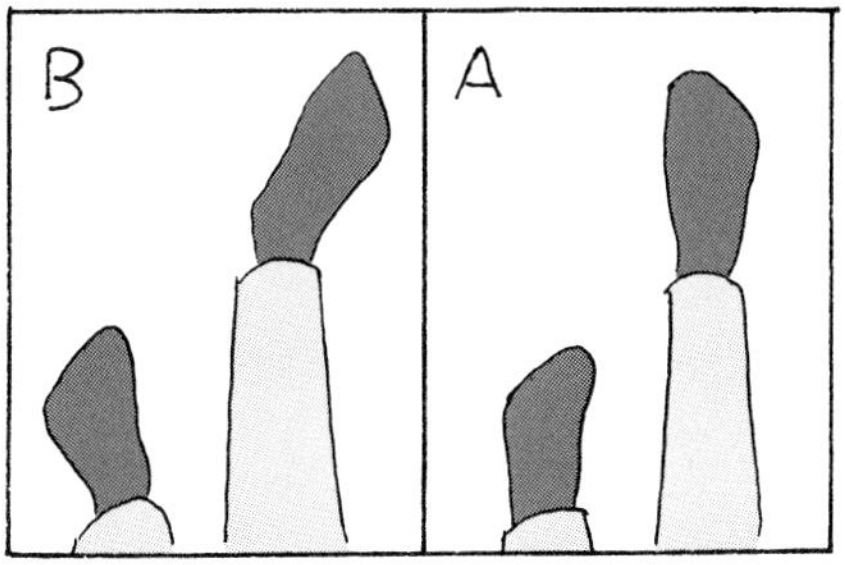

それともう一つ、特筆すべきことは動作の合い間に、先生自ら温かいお茶やコーヒーなどの飲み物を出されたことです。操体法をすると、のどが乾く。「水分をとる」ことが必要だ、と私もそう思いました。

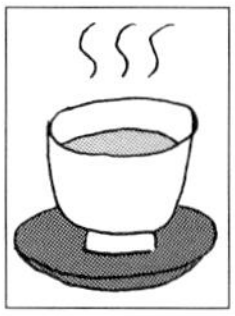

サトウ「操体法は1日に何回やるのが正しいですか?」

先生「朝晩でもいいです。何回やるという決まりはありませんが、1度やったあとは最低1時間はおいてください」

サトウ「食後とか、風呂のあととかは?」

先生「空腹時か、食間がいいでしょう。お風呂のあともいいです」

サトウ「気持ちがよくて、やりすぎて痛くなることもありますね。欲が出るんですね」

先生「そういうときは、反対の方向にやると必ず元にもどります」

ひとこと

突然、何か起きた場合

あとで「操体法　絵日記」に出てきますが、私の場合、無理なポーズをして、首を痛めたことがあります。近所のお医者さんに行こうか、治療院に行こうか、とも思ったのですが、なにしろ〝操体法の生徒期間中〟ですから、東北新幹線に乗って「ヘルスプラザ仙台」に行きました。

また、佐藤先生は、土日は各地の講習会に招かれて、お出かけになることが多いようですが、その一つに、「橋本敬三操体法・神戸同好会」というのがあります。

先生はその代表・清藤直樹氏を、たいへん信頼されていることが、だんだんわかってきました。毎月、神戸で講習会が開かれており、先生は年に4回、指導に行かれているそうです。

講習会の開かれたある日、編集担当の渡邊直樹さんと見学してきました。関西の方なら、この会に連絡をされてもよいのではないでしょうか（この本の134ページに仙台と神戸の連絡先が載っています）。

先生のページ

仙台〝操体学校〟

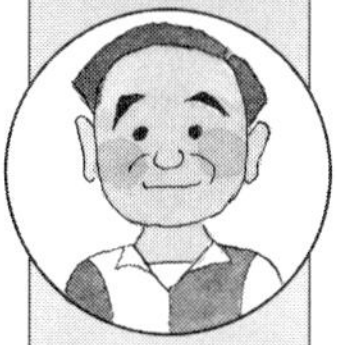

佐藤　武

イラストレーション　福井　典子

ここに紹介する動作は、全部をやるのではありません。自分で『気持ちよい』と感じられた動作があったら、それ一つでもよいから、ゆっくりと息を吐きながら行ってください。ほかにも『気持ちよい』動作があったら、二つか三つ、四つか五つ、といったふうに、お好みを組み合わせて行ってください。

操体法の基本的なものを紹介します

寝ころんで行なう

まずは「寝ころびのポーズ」のおさらいをしましょう（左ページ上図）。

あおむけに寝て、体の力を抜きます。足は腰幅に開き、手はおなかの上にのせます。手のひらを重ねたり、指を組んだりしないこと。ヒジは床につけ、枕のいる人はバスタオルを折りたたんで、高さを調整してください。

足を伸ばして 足クビ曲げ

〈テスト〉

❶右足クビを内側にゆっくり曲げます。

❷次に外側にゆっくり曲げます。

どちらが曲げやすかったですか？　痛いとか、気持ちワルイとか、「不快感」のある方向に曲げるのは禁止です。

♥ここでは右足クビを外側に曲げるほうが「気持ちがよかった」❷の例で説明します。

〈ヒズミを正す〉

❸内側に曲げて不快感のあったあたりAから、息を吐きながら、ゆっくりとBのほうに曲げていきます。足の外へりが床につくまで。ヒザが曲がってもかまいません（左ページ下図）。

気持ちのよいのを少し味わったら、足クビをゆっくり正常の位置にもどします。これをゆっくり3～5回行ないます。

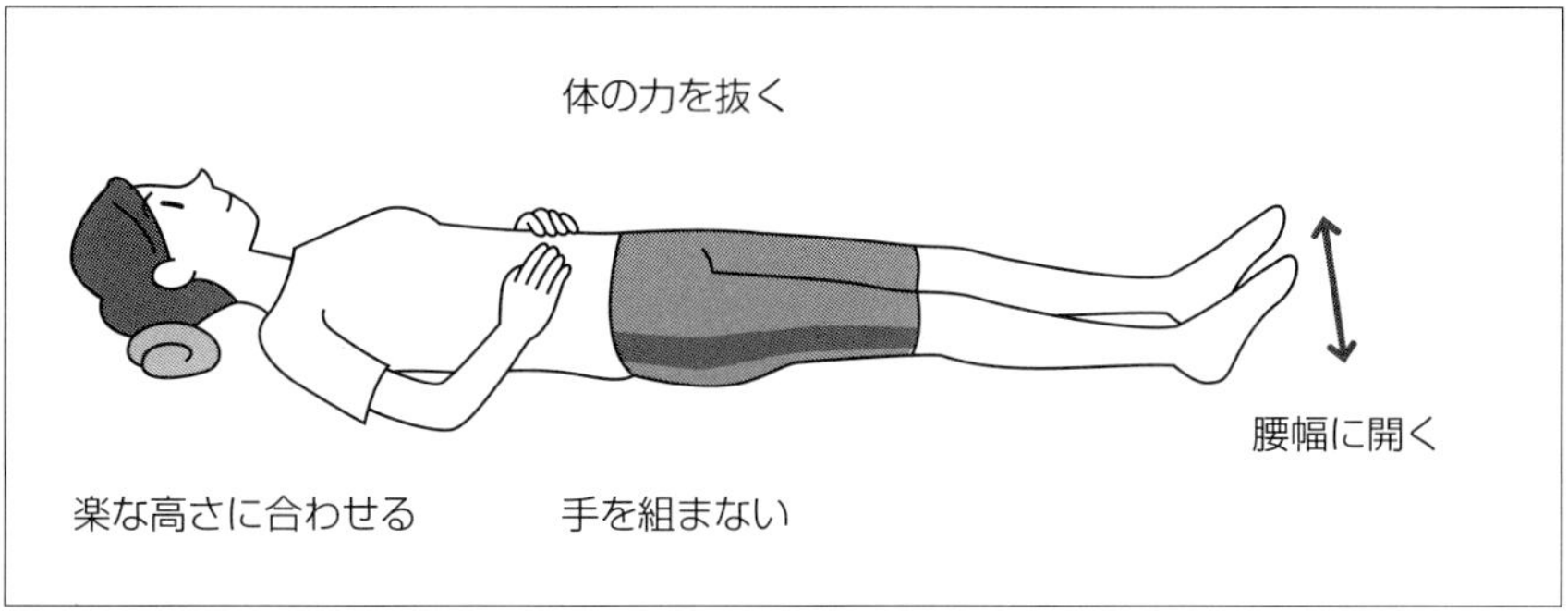

足を伸ばして 足クビ曲げ

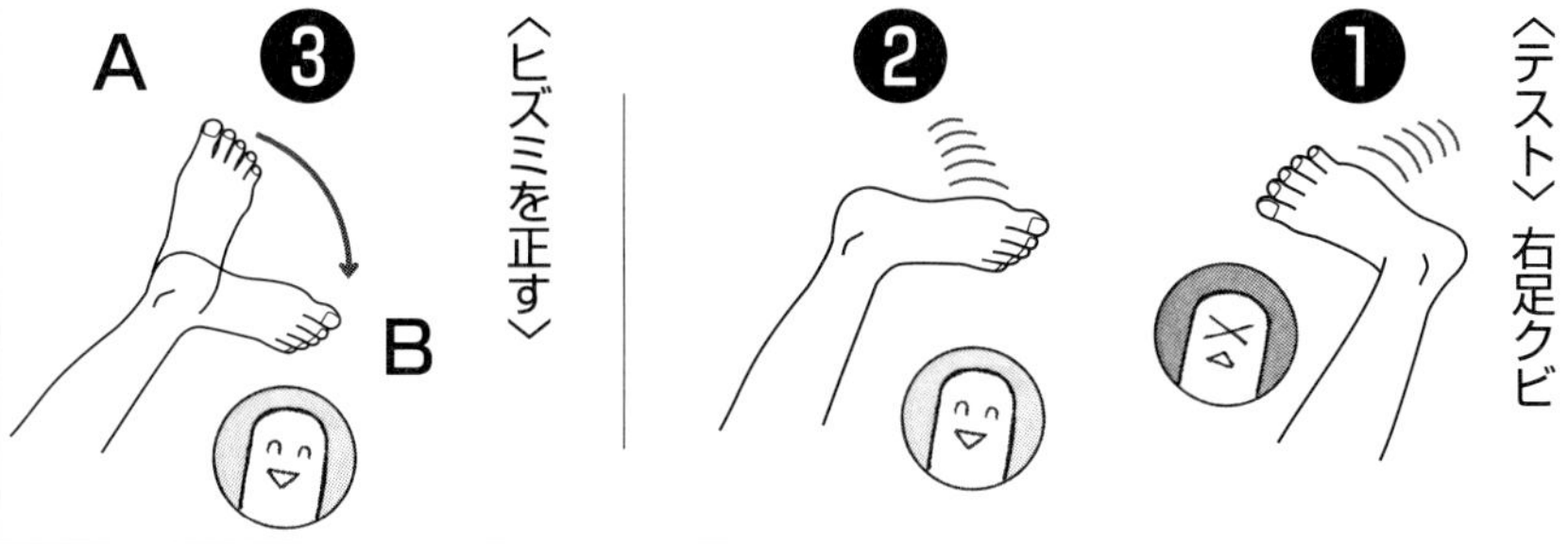

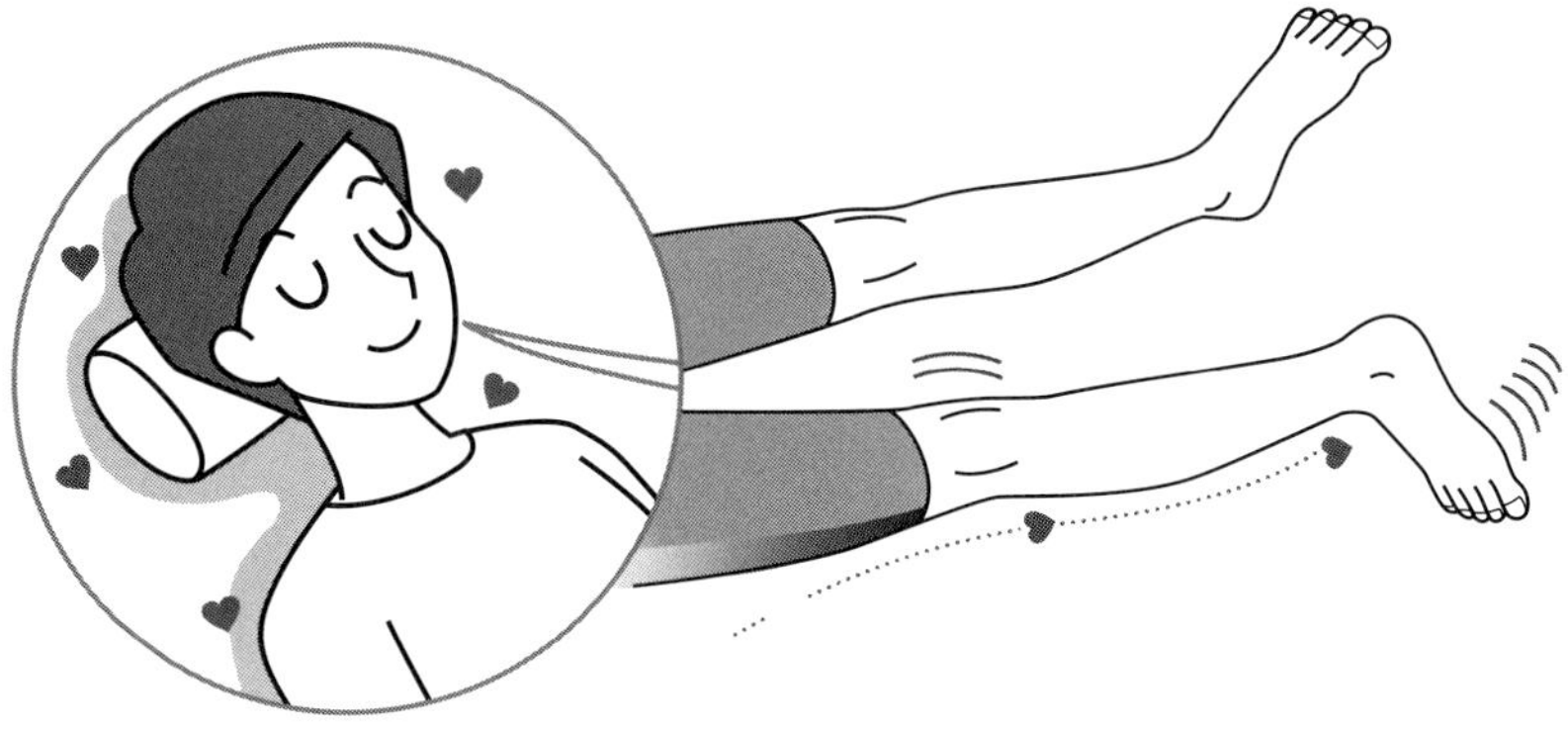

気持ちよい「何か」が上部へ連動していく

〈チェック〉

不快感のあった内側に一度曲げてみて、まだ残っているようなら、もう2、3回、ゆっくり外側曲げを繰り返します。

それでもよくならない場合は、それ以上しないこと。ほかの動作に変えましょう。

♥内側に曲げるほうが楽な場合(左ページ上図)は、次のように行ないます。

〈ヒズミを正す〉

外側に曲げて不快感のあったB点からゆっくりと息を吐きながら気持ちのよいAの方向に床につくまで曲げていきます。「気持ちよい」を味わったら、元にもどします。これも3〜5回。

〈チェック〉 反対に曲げていまいちならもう2、3回ゆっくり行ないます。

〈テスト〉

次は左足の番です(左ページ中図)。今までと同じように、左足クビを外側と内側に曲げて〈テスト〉を行い、「快」のほうを見つけます。

両方とも「不快」の場合は禁止です。

♥外側に曲げるほうが「気持ちがよかった」場合は、次のように行ないます。

〈ヒズミを正す〉

内側に曲げて不快だったB点から、気持ちのよいA側の床につくまでゆっくり曲げます。

何かが体を駆け登る快感を体験して、元にもどします。3〜5回。チェックで2、3回。

♥内側に曲げるほうが楽な場合(左ページ下図)は、今までと同じ要領で〈テスト〉と〈ヒズミを正す〉を行なってください。

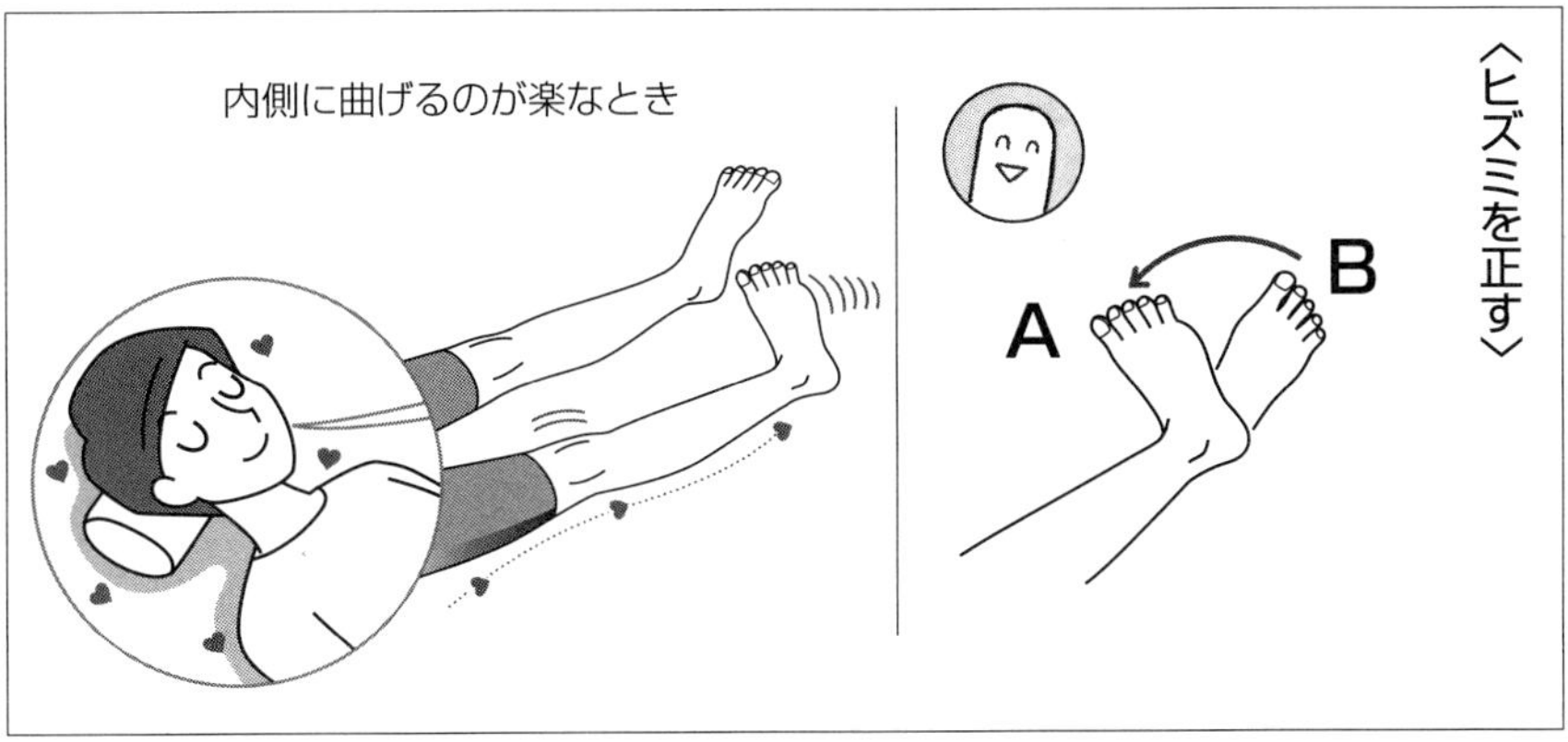
〈ヒズミを正す〉
内側に曲げるのが楽なとき
A
B

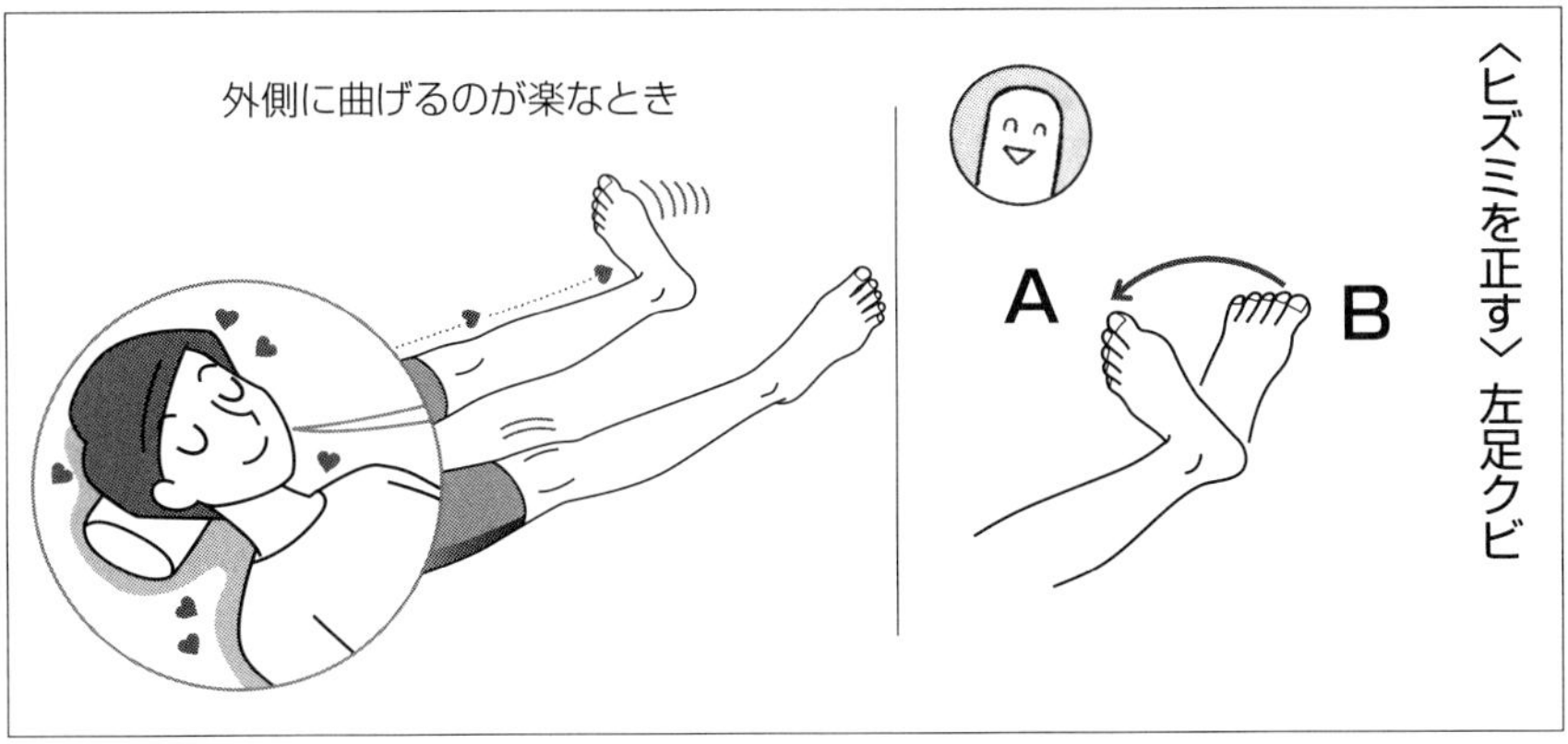
〈ヒズミを正す〉左足クビ
外側に曲げるのが楽なとき
A
B

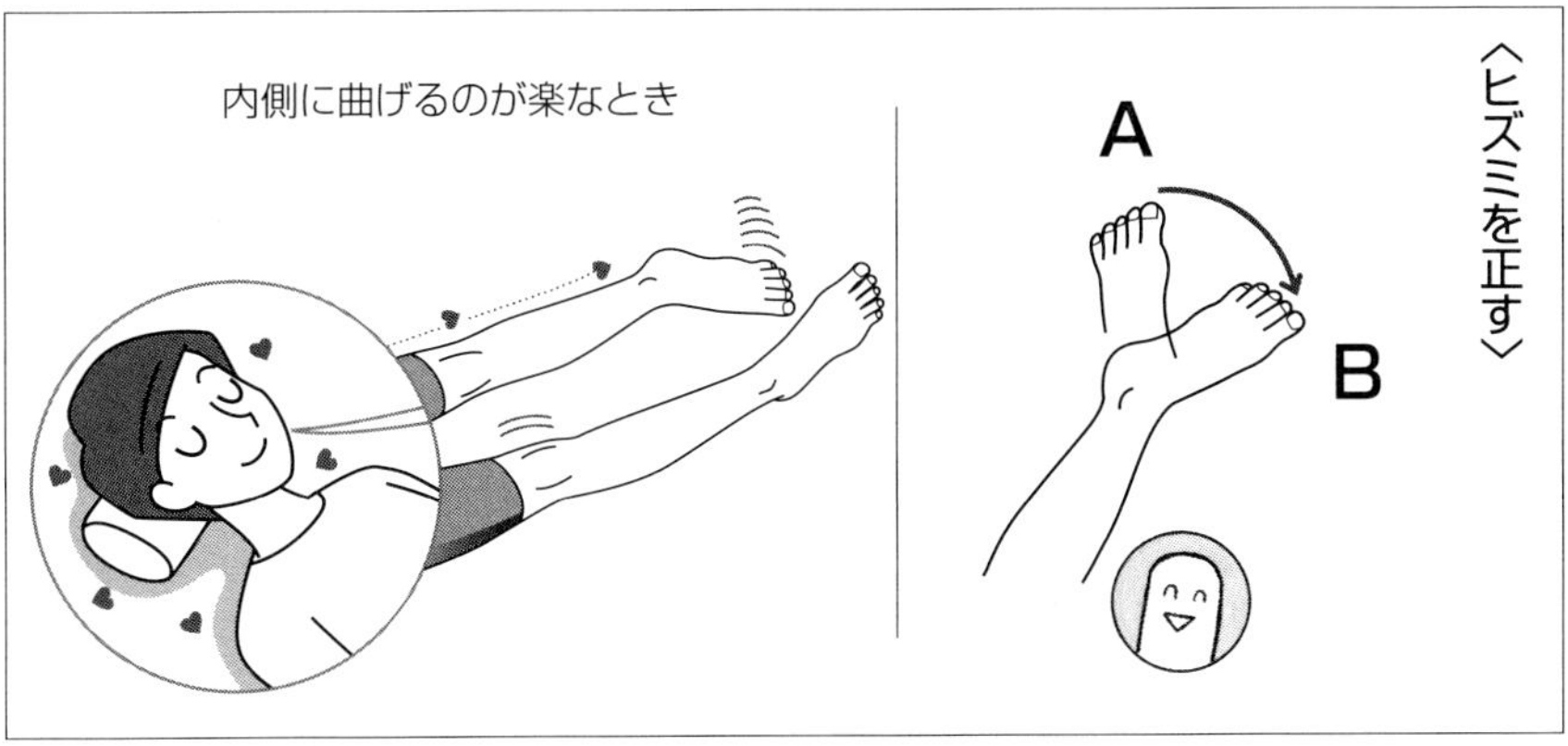
〈ヒズミを正す〉
内側に曲げるのが楽なとき
A
B

ヒザを上げて 足クビ曲げ

絵のようにヒザを上げて、足クビを内側と外側に曲げます。ヒザも足クビもこの絵のように直角にならなくてもかまいません。自分に合った楽な角度で……。

〈テスト〉

❶左足クビを外側と内側にゆっくり曲げて、どちらが曲げやすいか、をしらべます。不快なほうに曲げてはいけません。どちらも不快な場合はやめます。どちらも「快」ならやる必要はありません。

この絵は外側曲げが気持ちよい場合です。

〈ヒズミを正す〉

❷曲げにくかったあたりから、息を吐きながら、楽なほうにゆっくり曲げていきます。「何か」が、体の上方へ駆け登っていきます。それを味わって元にもどします。3～5回。

〈テスト〉

❸次は右足クビを外側と内側にゆっくり曲げて、どちらが曲げやすいか、を調べます。

この絵は内側曲げが気持ちよい場合です。

〈ヒズミを正す〉

❹曲げにくかったあたりから、ゆっくりと息を吐きながら、楽なほうにゆっくり曲げていきます。「何か」、気持ちのよいものが、頭のてっぺんから抜けるように……。3～5回。

この絵は左右の足クビとも、左方向に曲げるのが「快」になっていますが、反対の場合は、これにならって行ってください。

〈チェック〉

それぞれ、「不快」なほうに曲げてみて、まだ不快感が残っていたら、もう2、3回、〈ヒズミを正す〉を行なってください。それ以上はやらないで……。

ヒザを上げて 足クビ曲げ

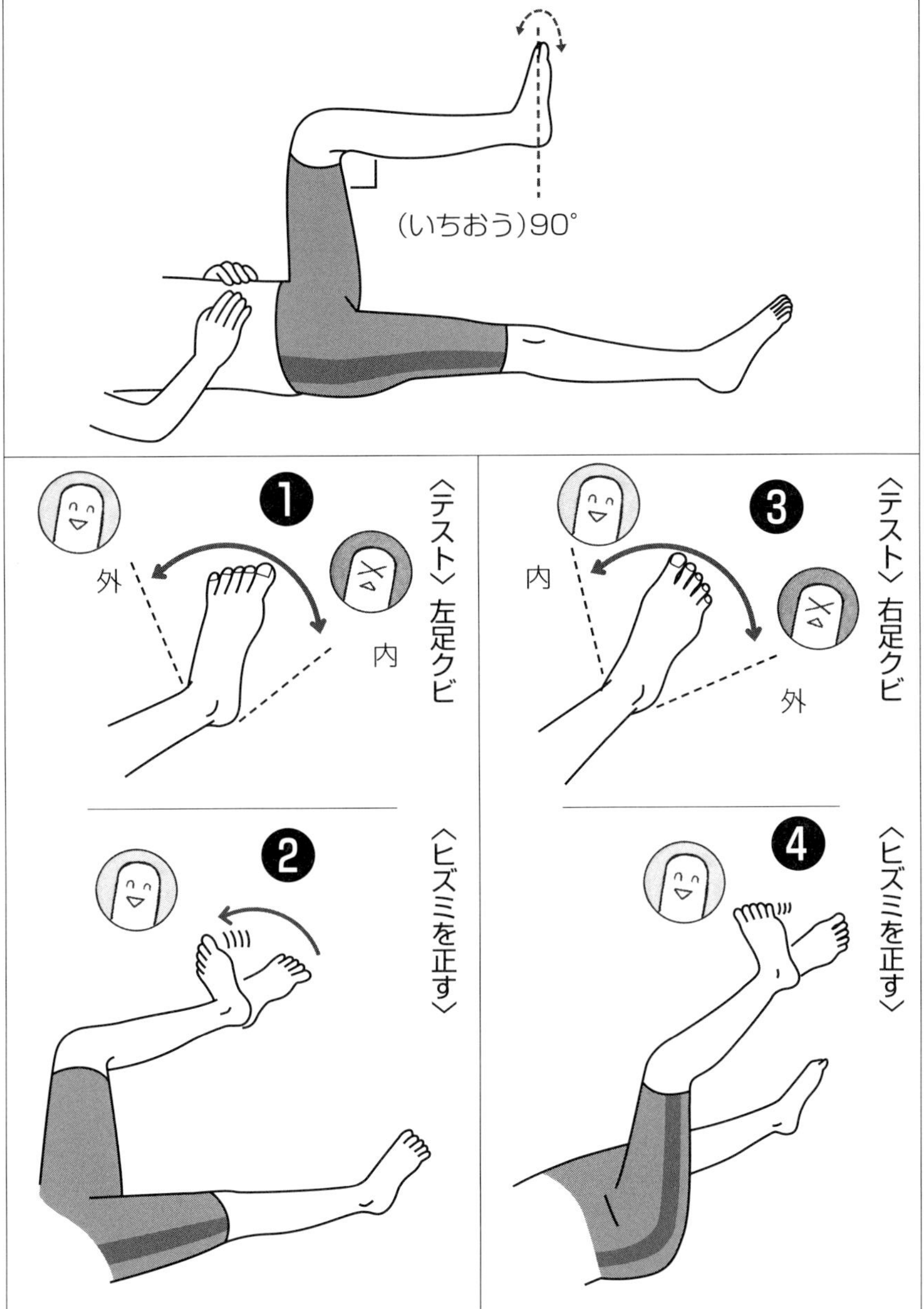

足上げ

〈テスト〉

❶足を腰幅にひろげて、手をおなかにのせ、「寝ころびのポーズ（あお向け）」になります（どれもこのポーズから始まります）。

❷次に右足をゆっくり上げます（ヒザを無理に伸ばさなくてもよいです）。

❸左足もゆっくり上げて〈テスト〉します（テストでも動作中は息を吐くほうがよいです）。

痛いとか、気持ちワルイとか、不快感があるほうの足は使ってはいけません。

〈ヒズミを正す〉

❶なんともない、楽だ、または気持ちがよい、という快感のあるほうの足を使います。

❷足をゆっくりゆっくり、息を吐きながら上げます。反対のカカトを床に押しつけるようにすると、効果的です。

❸気持ちのよいところまでできたら、ゆっくりもどします。これを3〜5回くり返します。

〈チェック〉

反対の足を上げてみて、治っていればやめ、まだ、不快感があれば、もう2、3回行ないます。

◎左足の場合も同じ要領で行ないます。

足上げ（右足が気持ちのよい場合）

寝ころびのポーズ

❶

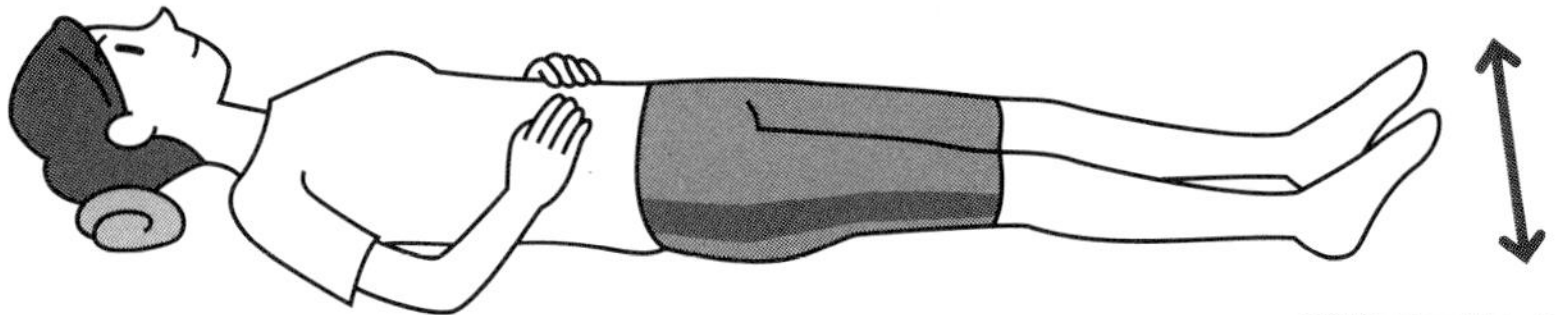

❷

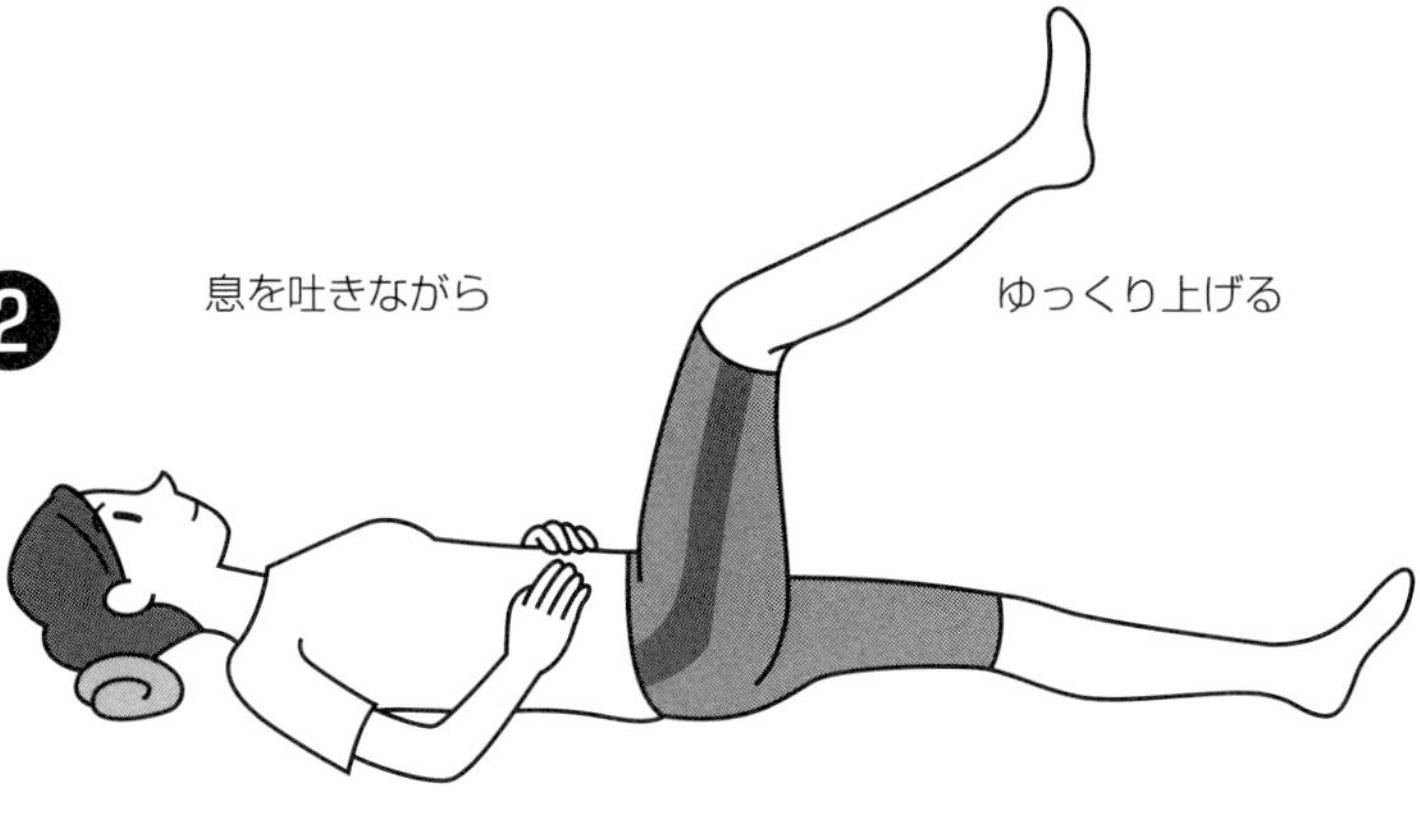

❸

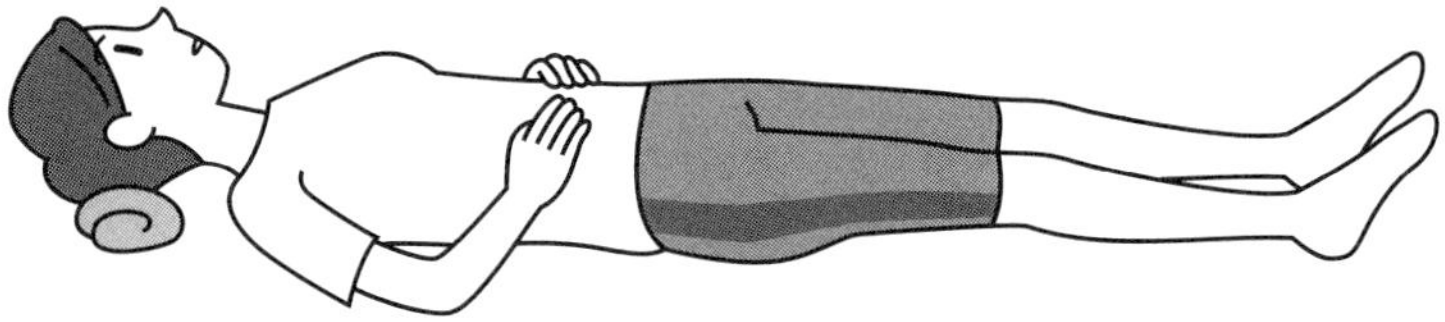

立てヒザ・倒し

〈テスト〉

❶両ヒザがしらを合わせ、両足は腰幅くらいに開きます（ツマ先は心持ち内向きに）。
❷そのままの姿勢で両ヒザをゆっくり右に倒します。
❸今度はゆっくり❶の状態から左に倒します。

左右どちらが「快」か「不快」か確かめます。どちらも「不快」の場合はやめます。どちらも「快」の場合はする必要はありません。

〈ヒズミを正す〉

40ページの絵は両ヒザを右に倒すのが気持ちよい場合です。

息を吐きながら、ゆっくり、ゆっくり右に倒していきます。

最も快感を感じたとき、そこでやめ、ひと息ついて、ゆっくり息を吐きながら元にもどします。

3〜5回行ないます。

〈チェック〉

反対方向の左側へゆっくり倒し、不快感が消えていればやめます。
いまいちであれば、もう3回ほど行ないます。
また、チェックしてみて、消えていればやめ、まだいまいちであれば、初心者はやめて、別のことをしましょう。

左へ倒すほうが「快」の場合も、同じ要領で行なってください。

立てヒザ・倒し 〈テスト〉

❶

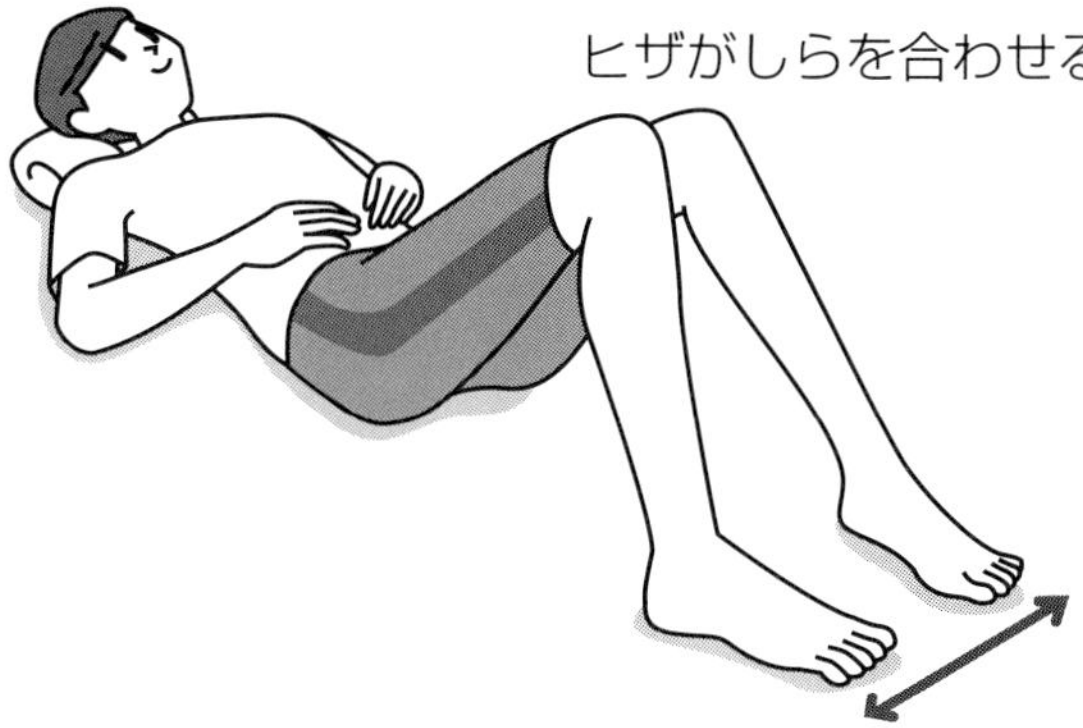

❷ ［右倒し］

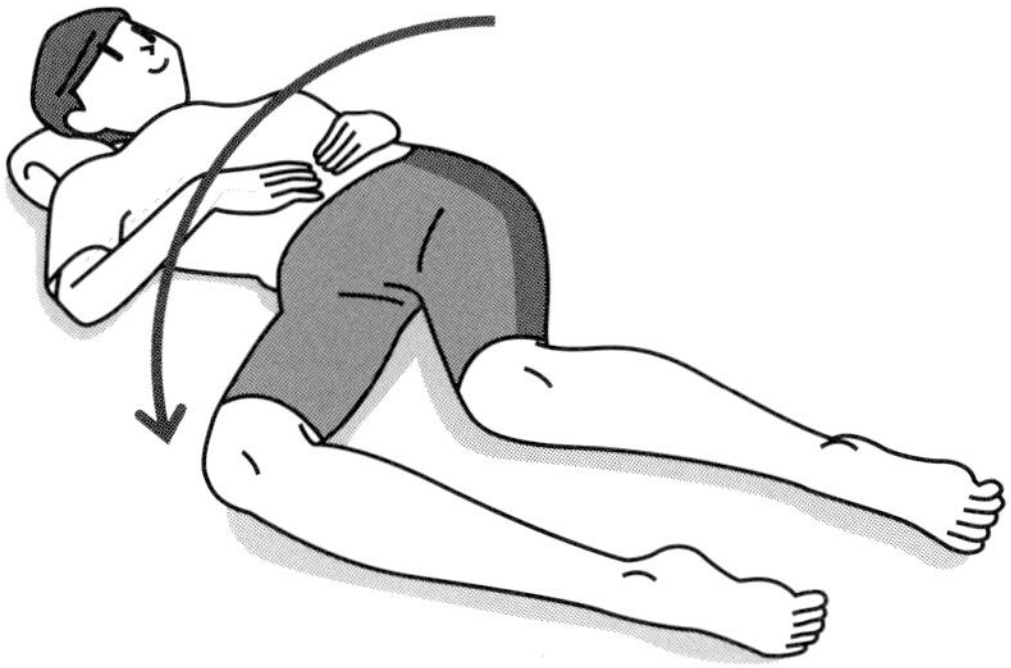

❸ ［左倒し］

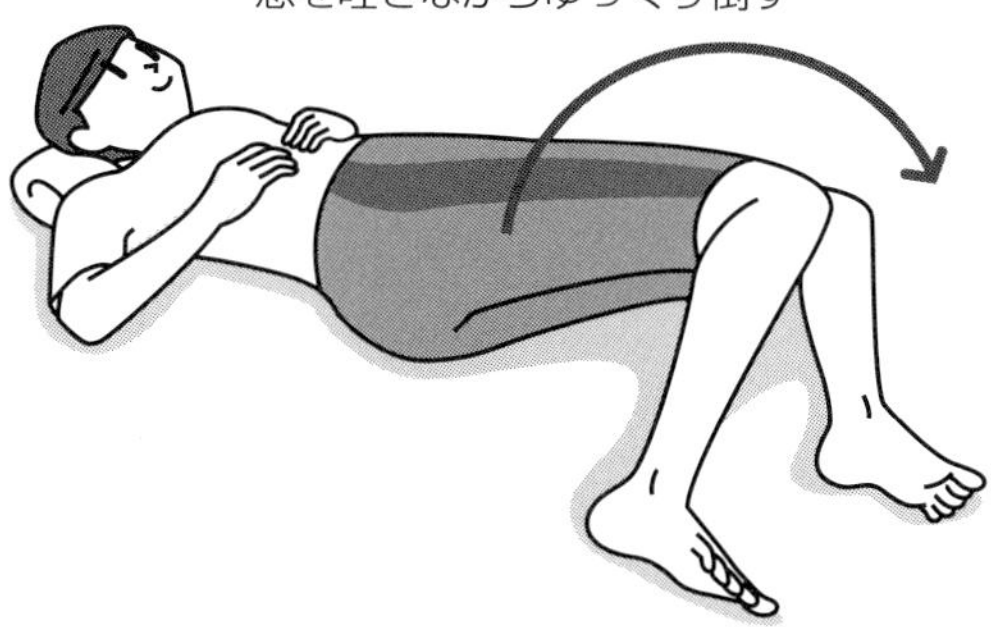

立てヒザ・倒し（右に倒すのが気持ちのよい場合）

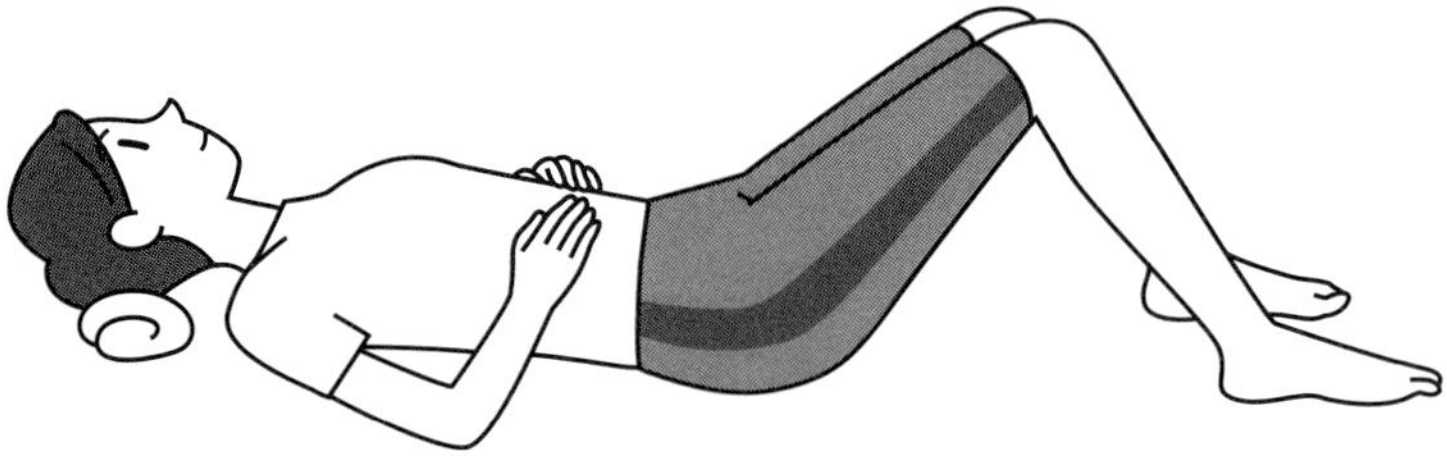

〈ヒズミを正す〉

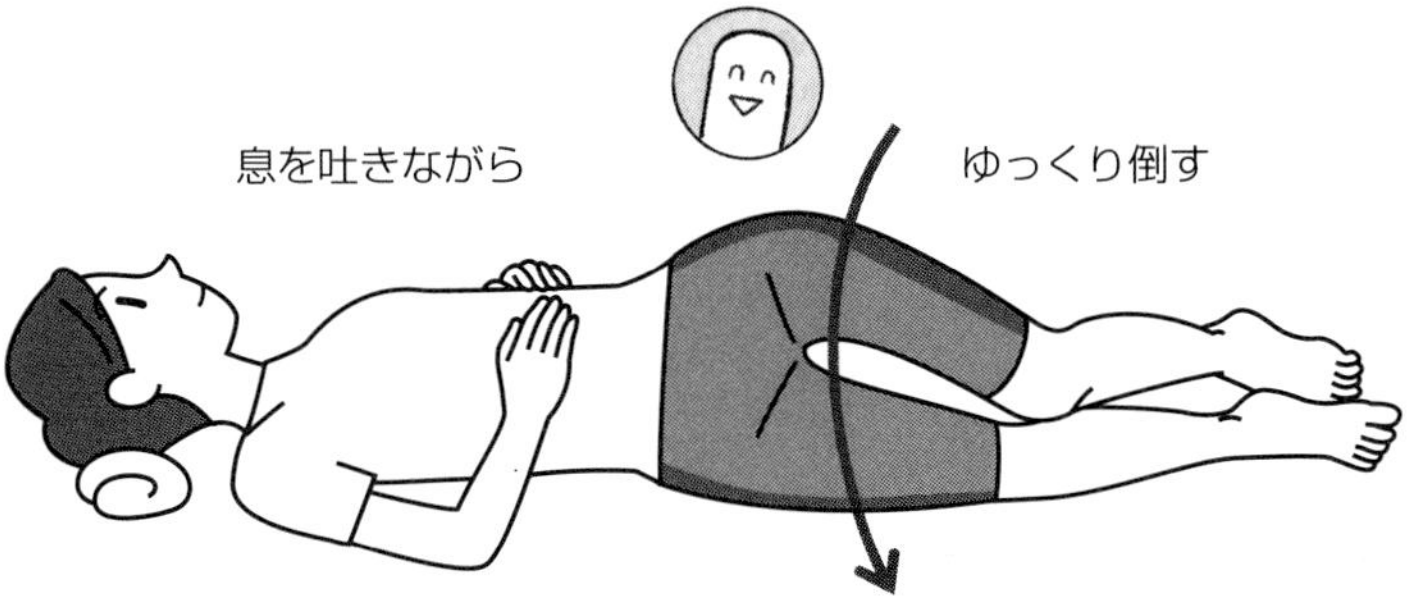

〈チェック〉

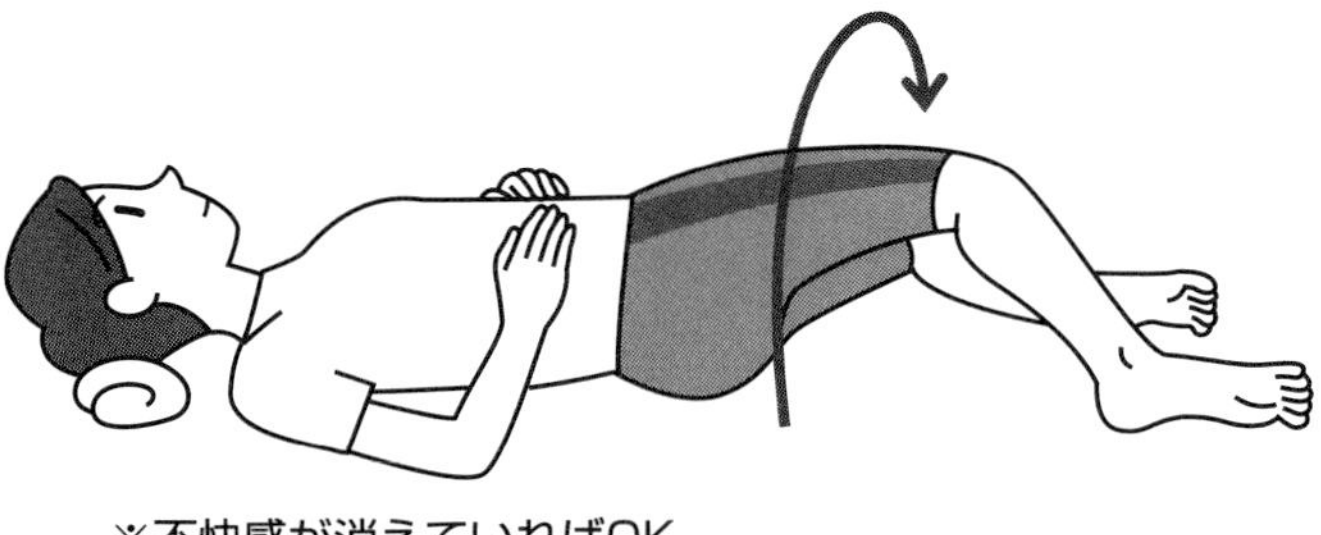

※不快感が消えていればOK

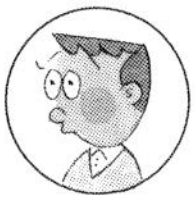
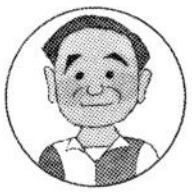

サトウ「痛いとか、不快感があるところは、上げたり曲げたりしたほうの足のどことは決まっていませんね」

先生「はい。とにかく足を動かしてみて、体のどこかに不快感があったらやめます」

サトウ「両方ともイヤな感じがしたら？」

先生「もちろん両方ともやめて、別の動作に移ります」

サトウ「両方ともよい気持ちだったら？」

先生「バランスがとれて、ヒズミがないのだから、しなくてもよいのです」

サトウ「どっちもそう痛くはないが、左右をくらべると片方がやや動かしやすい、楽だな、と感じたときは？」

先生「そのときは、やってください」

サトウ「やりすぎたと思えば、反対の足を何回か上げればいいのですか？」

先生「やりすぎた分、元にもどせばよいわけです」

サトウ「たとえば、右足を7回上げて、今まで「快」だった右腰のところが少し痛くなった。しまった！　と思ったときは、反対の左足を1、2回、あるいは2、3回上げて、元にもどせばよいのですね」

先生「そのとおりです」

ヒザ引き寄せ

〈テスト〉

右ヒザをおなかにくっつけるようにゆっくり引き寄せます。それから、もどします。

左ヒザも同じように〈テスト〉してみます。左右のどちらが「快」か「不快」かその差をしらべます。

どちらも「快」ならしなくてもかまいません。

どちらも「不快」なときはしてはいけません。

〈ヒズミを正す〉

気持ちのよいほうの足を、息を吐きながらゆっくりと引き寄せます。関節や筋肉が連動して、頭のてっぺんに抜けるようなつもりで、動きを感じてください。気持ちのよいところへきたらゆっくりもどします。3〜5回。

〈チェック〉

反対の足で試し、まだ不快感があれば、もう2、3回。

ヒザ引き寄せ

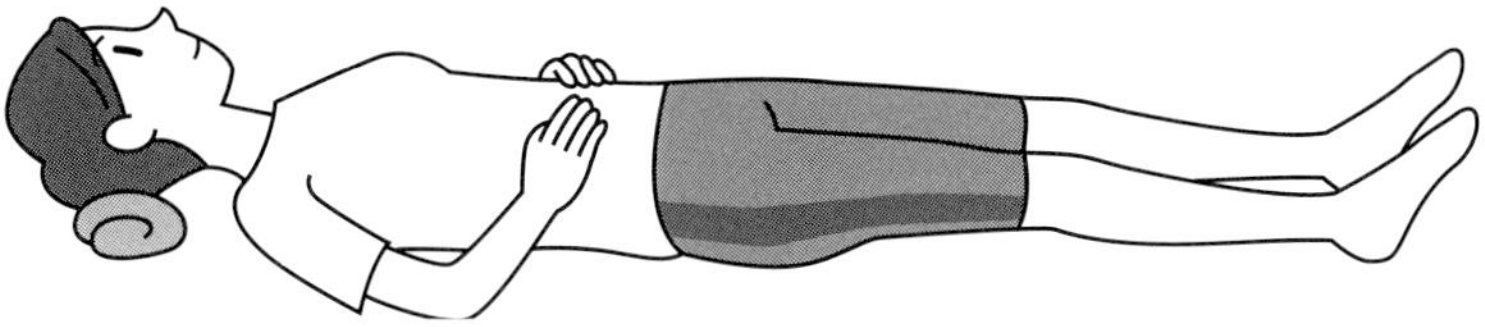

〈テスト〉

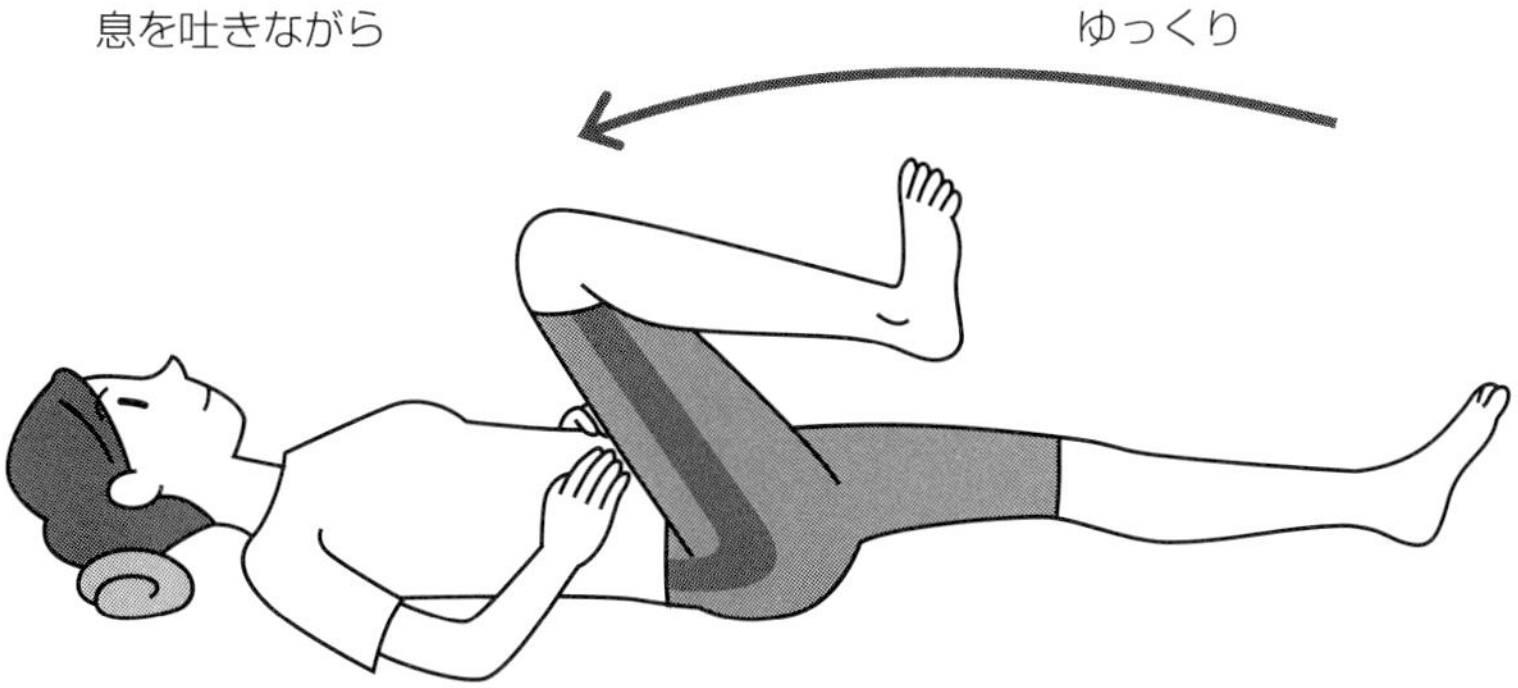

〈ヒズミを正す〉

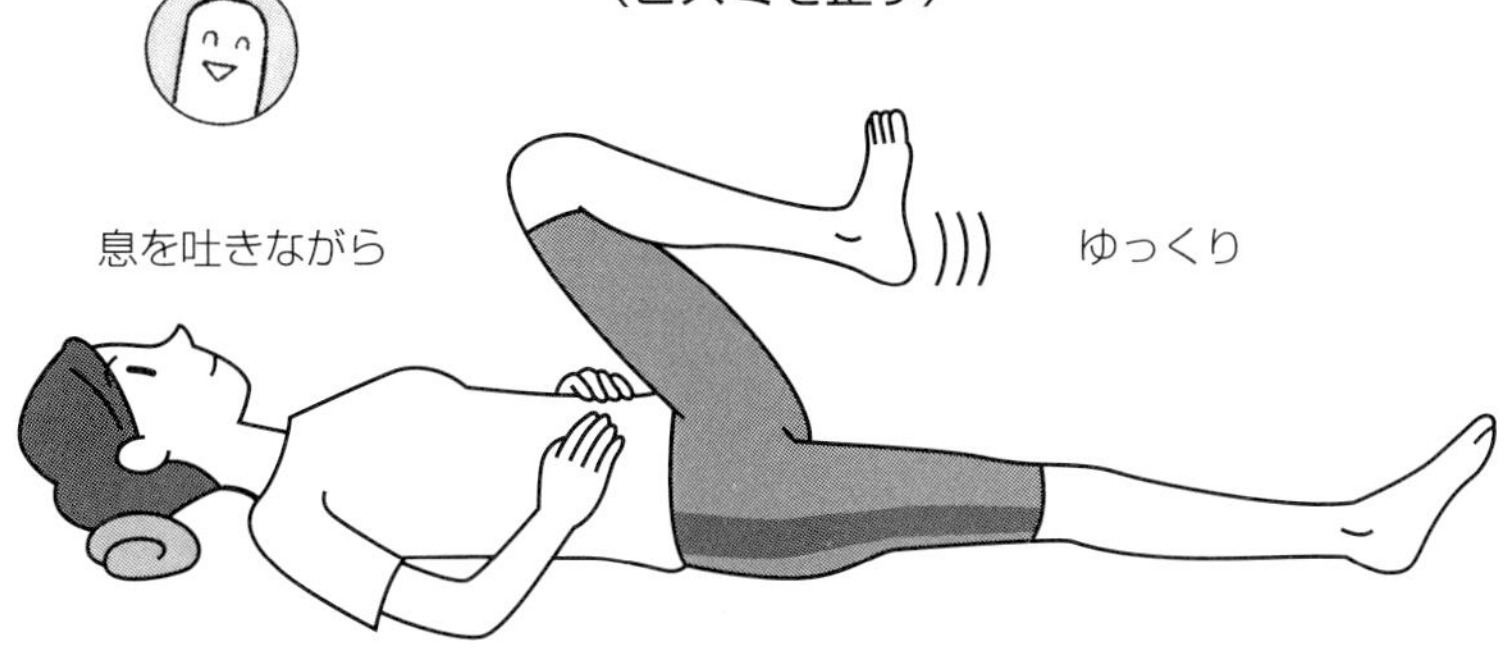

立てヒザで足クビ伸ばし・足クビ反らし

〈テスト〉

❶両ヒザがしらを合わせ、両足を腰幅に開いて、ヒザを立てます。

❷左足のツマ先を立て、静かにカカトを上げ、足クビを伸ばします。

❸左足のカカトを床につけて、静かにツマ先を反らせます。

どちらが「不快」か「快」かをしらべ、どちらも不快の場合はやめます。どちらも、楽な場合はする必要がありません。

立てヒザで足クビ伸ばし・足クビ反らし

〈左足でテスト〉

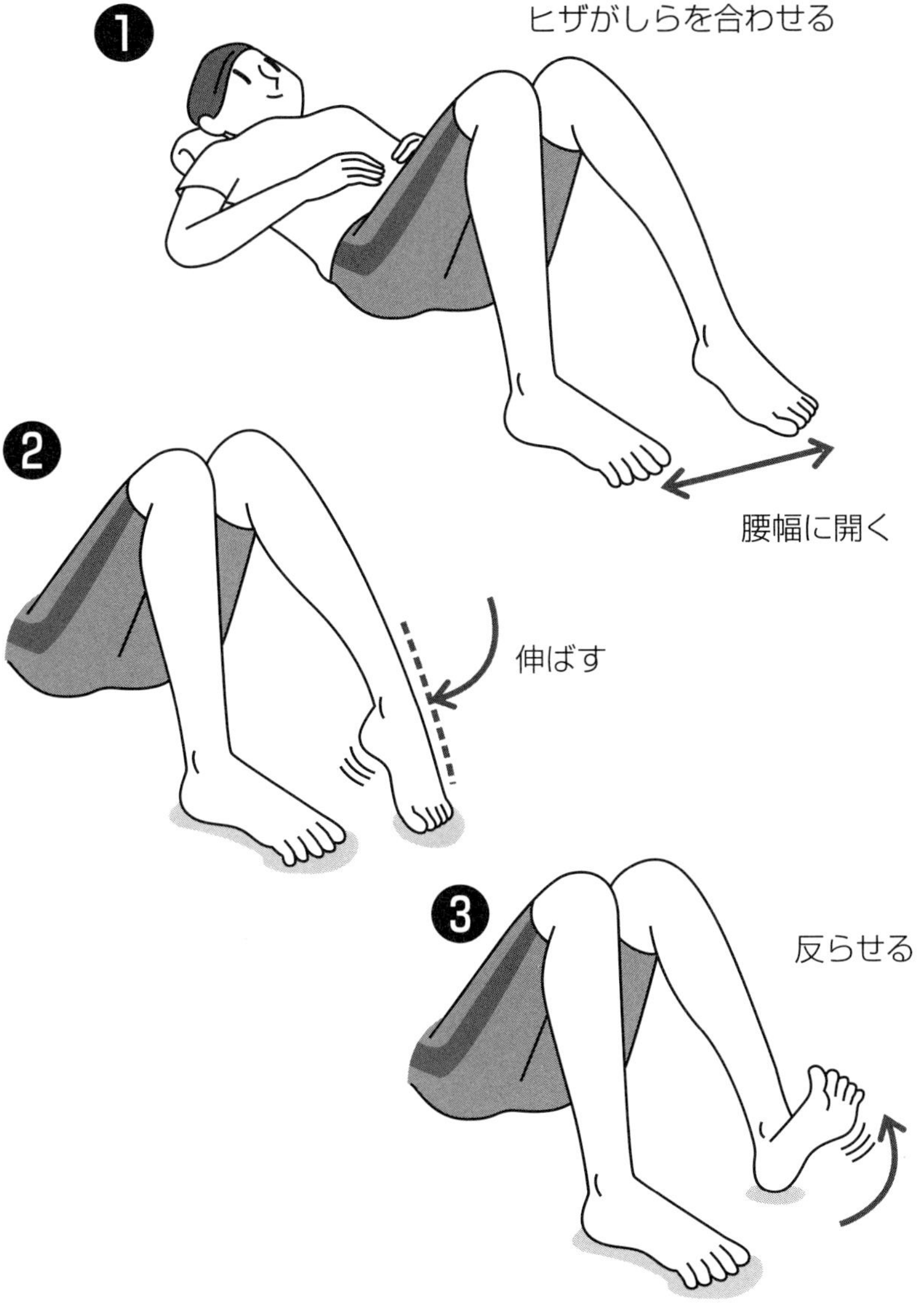

〈ヒズミを正す〉

次ページ上の絵は、左のツマ先を反らせるほうが楽な場合です。

❶ゆっくりと息を吐きながら、反らせていきます。体の上部にだんだんと（左上図の②から③④⑤⑥へ）「気持ちいい」が伝わっていきます。よい気持ちをちょっと味わったら、静かにもどします。

ゆっくり3〜5回繰り返します。

〈チェック〉

不快感のあったほうの動きをしてみて、まだ不快だったら、気持ちのいい動きをもう2、3回。それ以上はしません。

❷同じように右足でも行ないます。〈テスト〉も〈ヒズミを正す〉も左足と同じ要領です。

サトウ「これって、効果あるんですよね。ぼくは両足とも反らせるほうです。『気持ちいい』が、肩甲骨から首のあたりにきて、首を回すと、ゴキ、ゴキと音が鳴ります」

先生「これはかなり効果のあるものです」

サトウ「ぼくの場合、5回やったあと、ノーチェックで3回続けています。昔、足クビをくじいたせいか、ツマ先立ちで伸ばすなんて、できっこないです。チェックが無駄だからパスして一気に」

先生「それは特殊な例ですから、一般の方は、必ずチェックしながらやってください」

❶ 〈ヒズミを正す〉

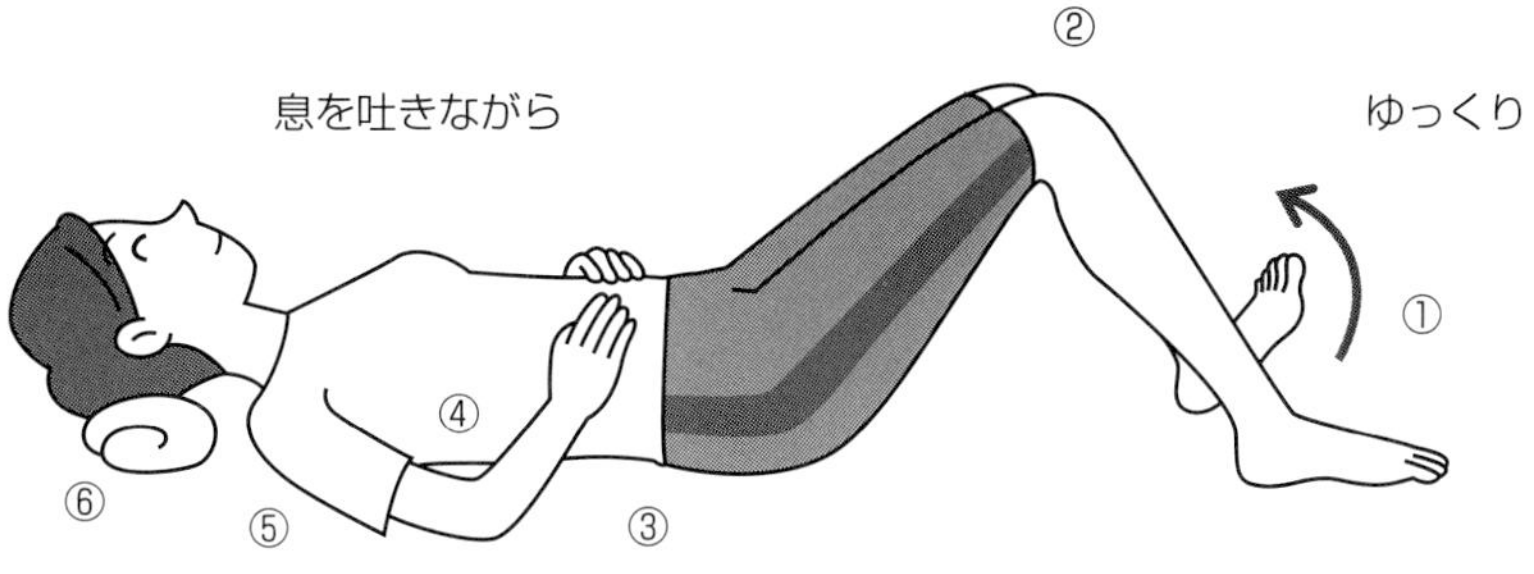

だんだんと「気持ちいい」が②から③④⑤⑥へ伝っていく

❷ 〈右足でもテストをしてみる〉

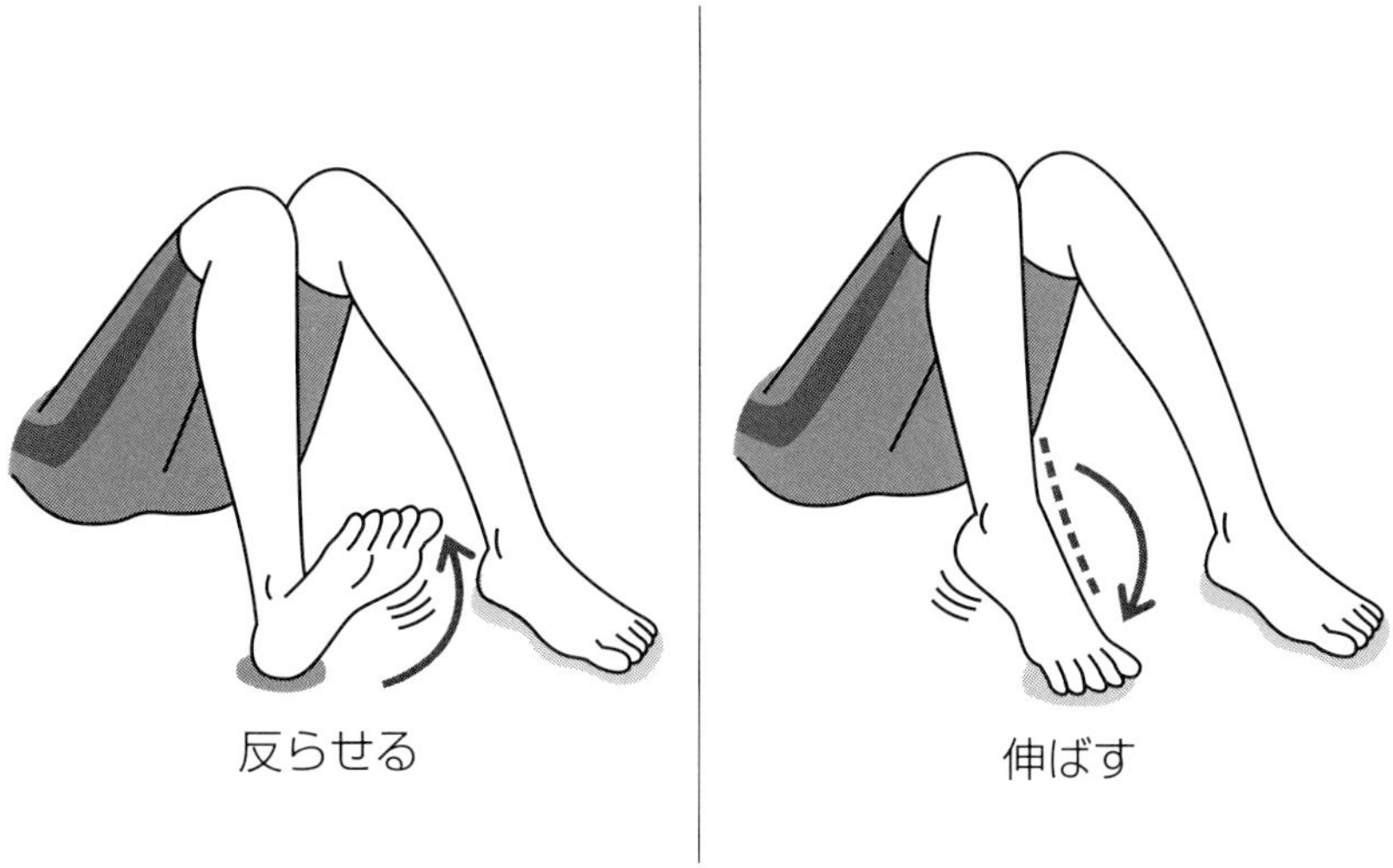

伏せて 左右のヒザを引き上げる

うつ伏せで行なうときは、顔を気持ちのよいほうに向け、両腕は頭の脇に置きます。もちろん、全身の力を抜いて……。

〈テスト〉

右のヒザからゆっくりと上げていき、痛い、不快感があったらやめます。左も〈テスト〉。左右両方とも痛かったり、左右ともなんともなかったらやめます。

〈ヒズミを正す〉

どちらかが不快で、反対側が楽、または気持ちよいときに、「快」のほうの足を、息を吐きながらゆっくり上げていきます。気持ちのよいポイントでもどします。3〜5回。

〈チェック〉

反対側をやって、いまいちの感じだったらもう2、3回。

右ヒザを引き上げるほうが気持ちよい場合も、これと同じ要領で行なってください。

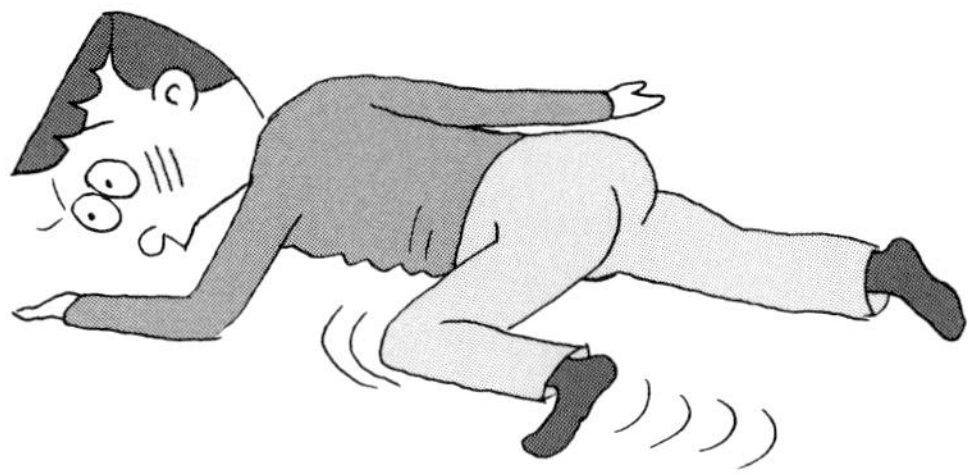

首が痛い人は片手を下げてやってもよい

うつ伏せのとき、首をかばうために
腕がこんな状態になります。
これでもよいそうです。（サトウ）

伏せて 左右のヒザを引き上げる

（左足が気持ちのよい場合）

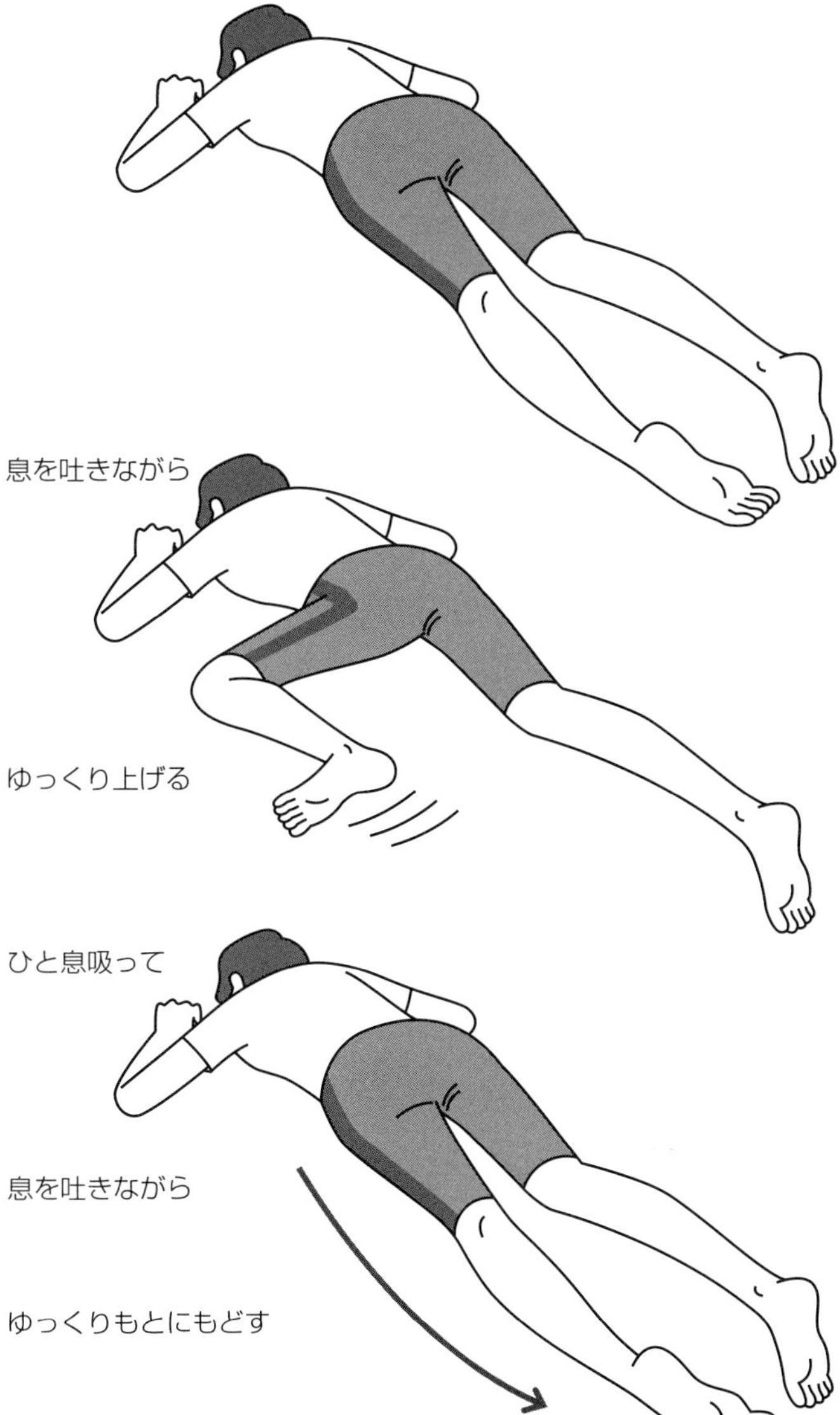

四つんばい腰ひねり

台の上か、カーペットの上に四つんばいになって、腰をひねる動作です。まず、ポーズの説明から。

❶両ヒザがしらをそろえて、床につけ、両足はツマ先を立てて、腰幅に開きます。（おシリは少し浮かせてもかまいません）。

❷両手の指をいっぱいに開き、両肩の真下につけます。（両手の間は肩幅です）。

❸この動作がきつい人は、おシリをかるく浮かせてもかまいません。ただ、手の位置はできるだけ手前に引くように心がけてください。

四つんばい腰ひねり

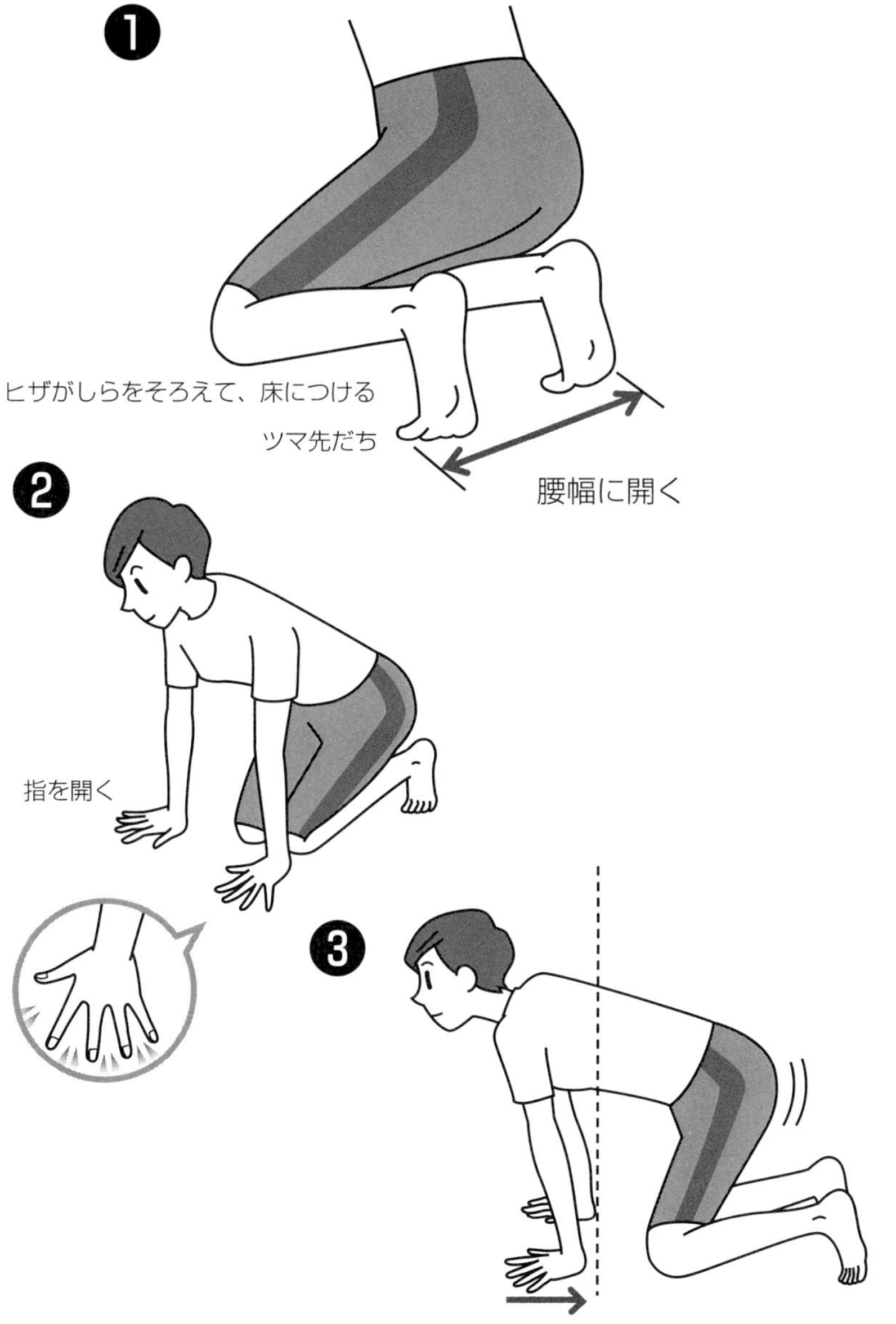
❶
ヒザがしらをそろえて、床につける
ツマ先だち
腰幅に開く
❷
指を開く
❸

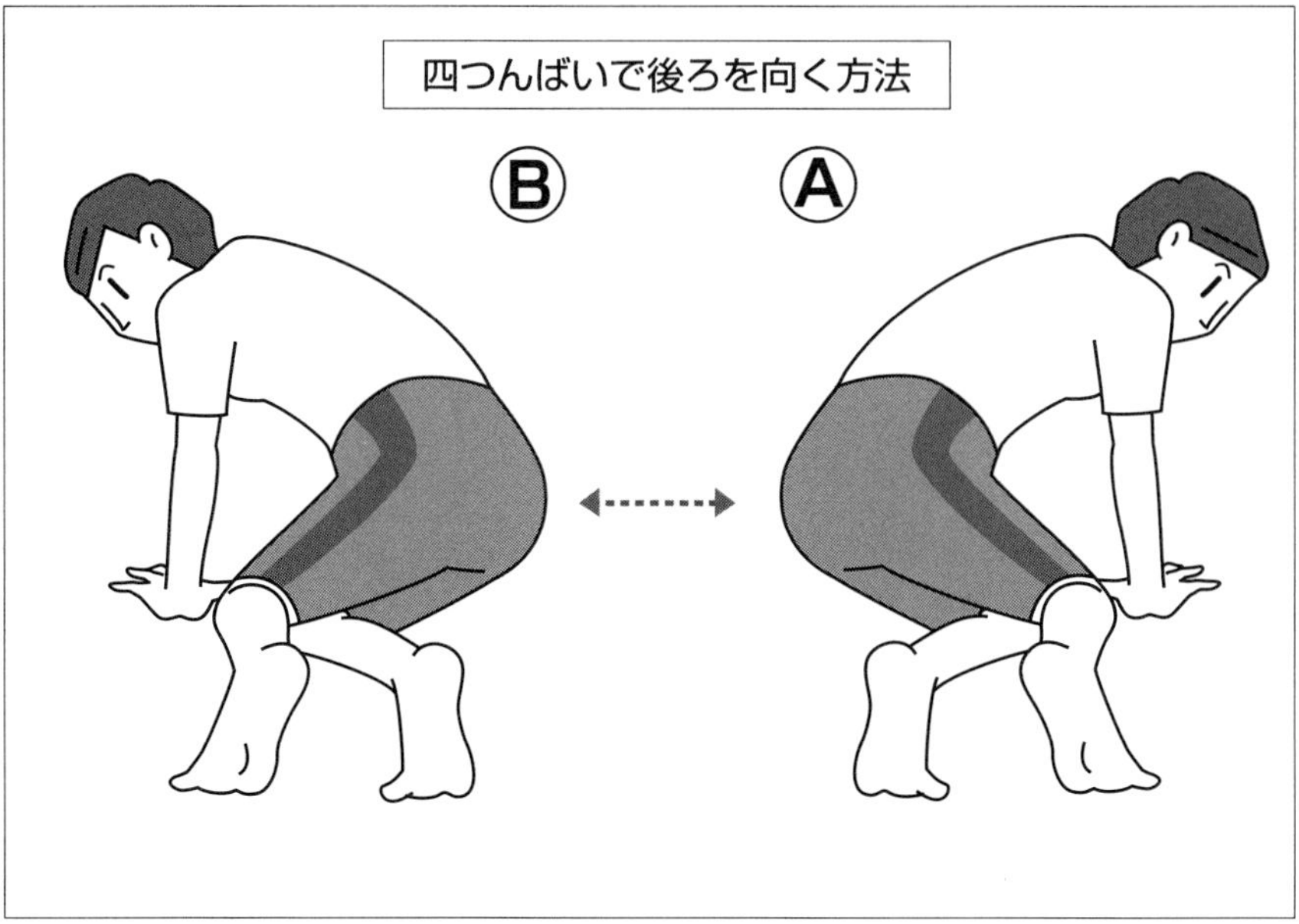

〈テスト〉

前ページの四つんばいの姿勢から、上の絵、Ⓐのように右後ろを見ようとすると、上体や腰やおシリがねじれます。体のどこかに痛い、不快感があったら行ないません。

Ⓑのように左後ろを見る場合も同じことです。両方ともに不快感があればやめます。どちらか片側が、なんともない、気持ちよい感じがあったら、その方向にひねってヒズミを正します。

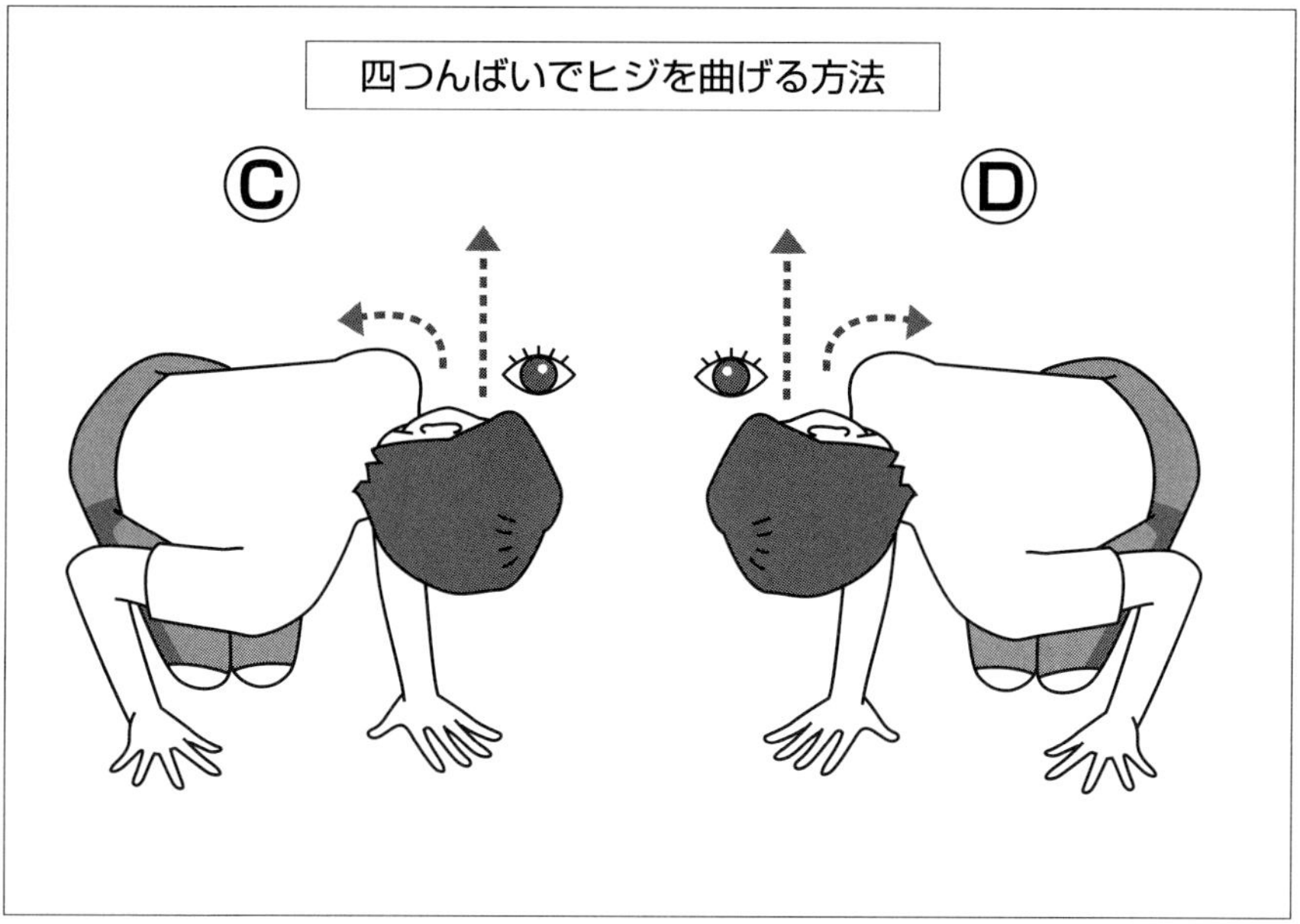

〈ヒズミを正す〉

自分のおシリを見るように、ゆっくり顔を振り向けながら息を吐きます。これは腰をひねることになります。気持ちのよいところまできたらゆっくりもどします。3〜5回。

上の絵ⒸⒹのように片方のヒジを曲げても、「快」「不快」がわかります。これも腰をひねることにつながります。

息を吐きながら「快」のほうのヒジをゆっくり曲げていきます。左ヒジを曲げるときは、右天井を見るつもりで、気持ちのよいところまでやってもどします。3〜5回。

〈チェック〉

そのあと反対に動かして、まだ「不快」であれば、もう2、3回。

腰かけて行なう

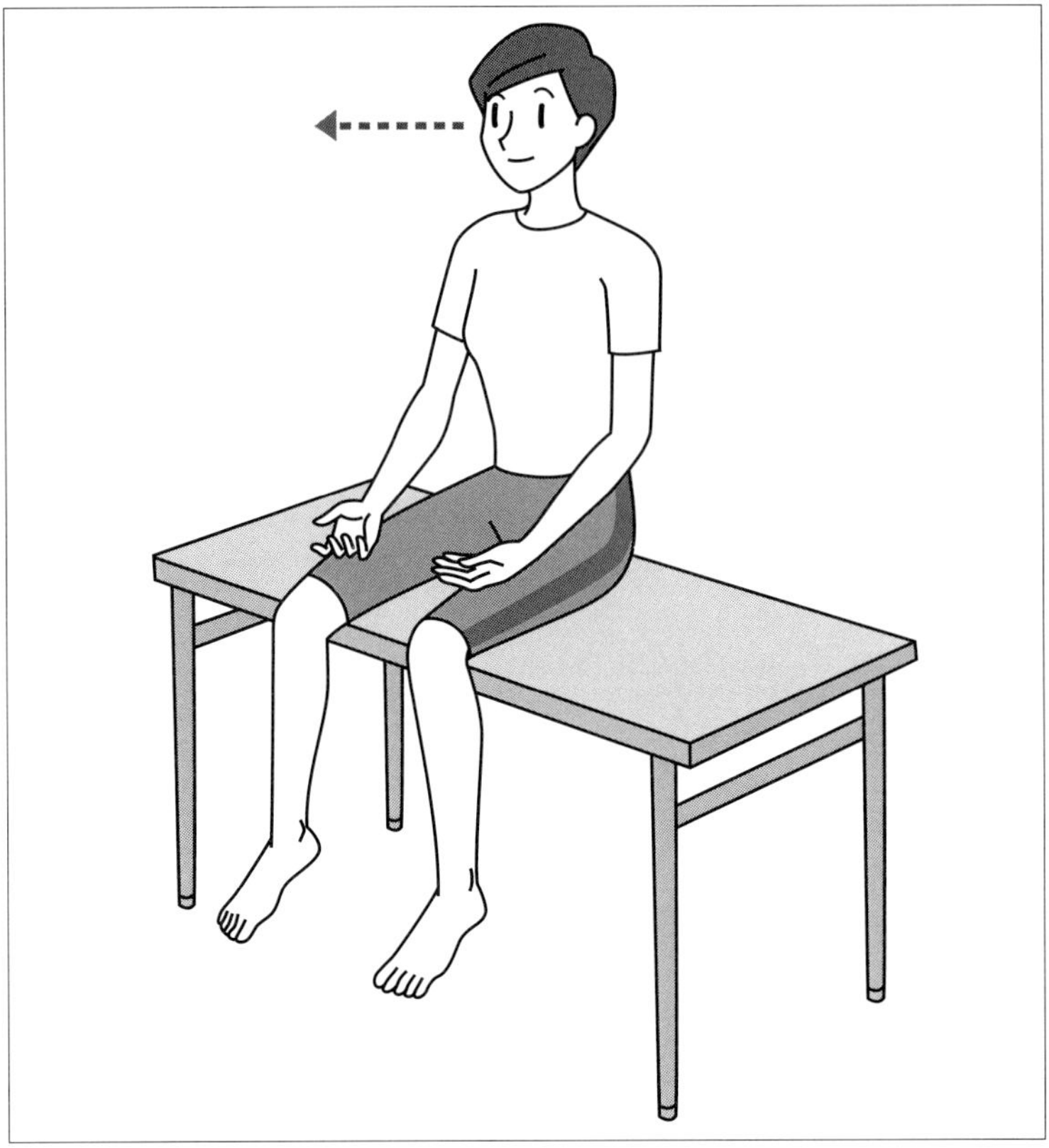

足のつかない台に腰かけるポーズで始めます。台の上に深く腰かけ、背すじを伸ばします。しかし、力は抜きます。目は前方を見て。手のひらは力が入らないように上を向けてヒザの上に置きます。

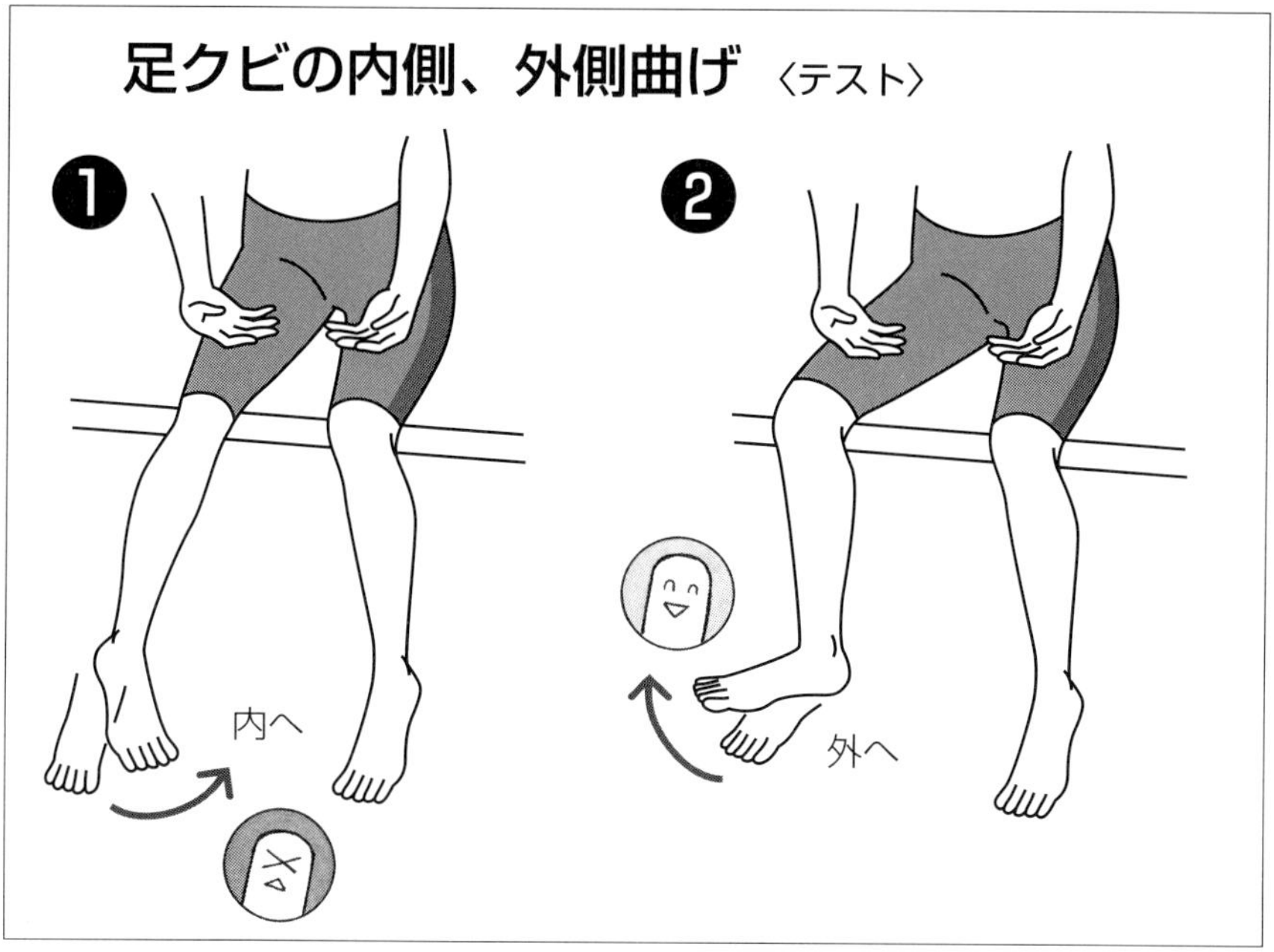

足クビの内側、外側曲げ

〈テスト〉

❶❷足クビを内側と外側に曲げてみて、痛いとか、不快感のある側と、なんともない、気持ちがよい、快感のある側とを見分けます。

〈ヒズミを正す〉

次ページの絵のように不快感のあったところから、快感のある側へ息を吐きながら、ゆっくりと曲げていきます。足クビを曲げるだけで、自然に体も逃げるというか、気持ちのよい方向に動きます。3〜5回。

〈チェック〉

反対に回してみていまいちならもう2、3回。

◎絵は右足の例ですが、左足も同じように〈テスト〉をして行ないます。

足クビの内側、外側曲げ 〈ヒズミを正す〉

（右足クビ外側曲げが気持ちのよい場合）

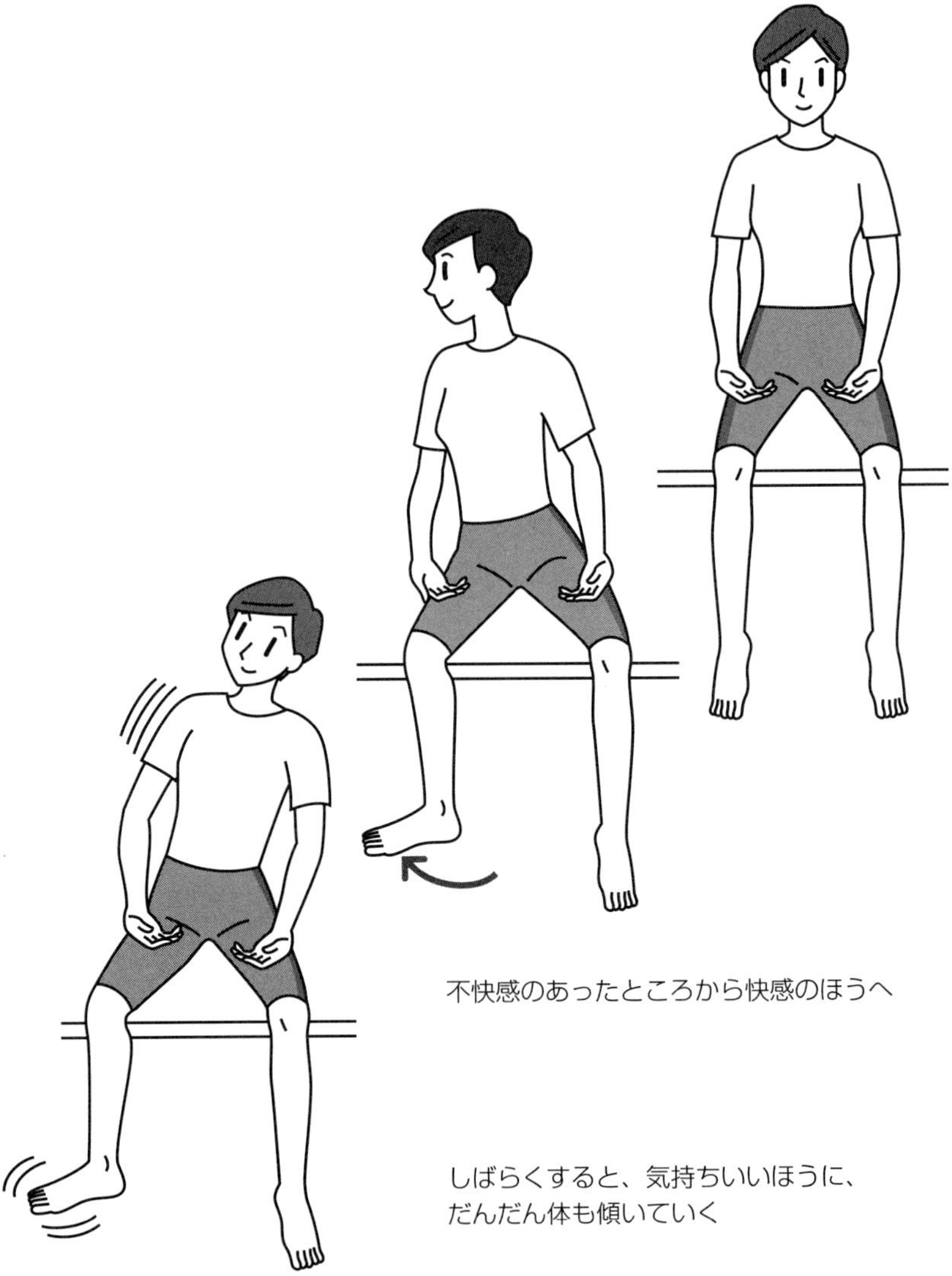
不快感のあったところから快感のほうへ
しばらくすると、気持ちいいほうに、
だんだん体も傾いていく

足クビの内側、外側曲げ 〈ヒズミを正す〉

（右足クビ内側曲げが気持ちのよい場合）

不快感のあったところから快感のほうへ
しばらくすると、気持ちいいほうに、
だんだん体も傾いていく

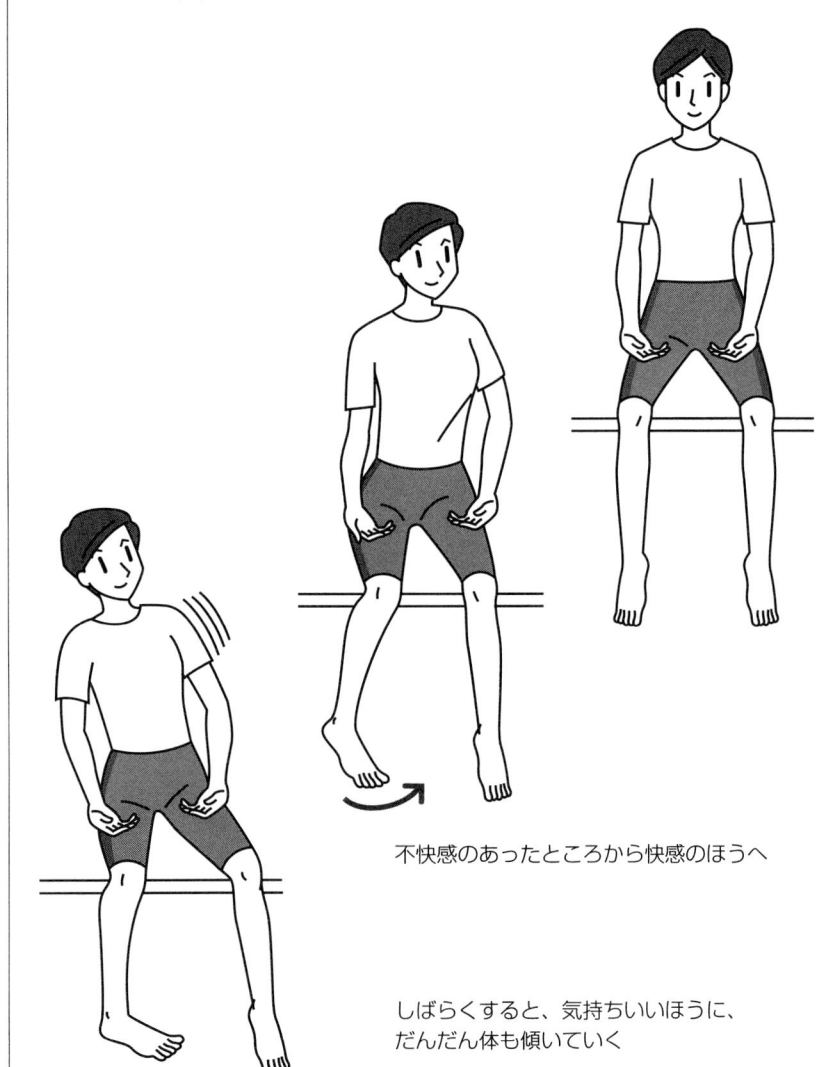

足クビの内側、外側ひねり

〈テスト〉

❶足クビを内側と外側にひねってみて、痛いとか、不快感のある側と、なんともない、気持ちがよい、快感のある側とを見分けます。

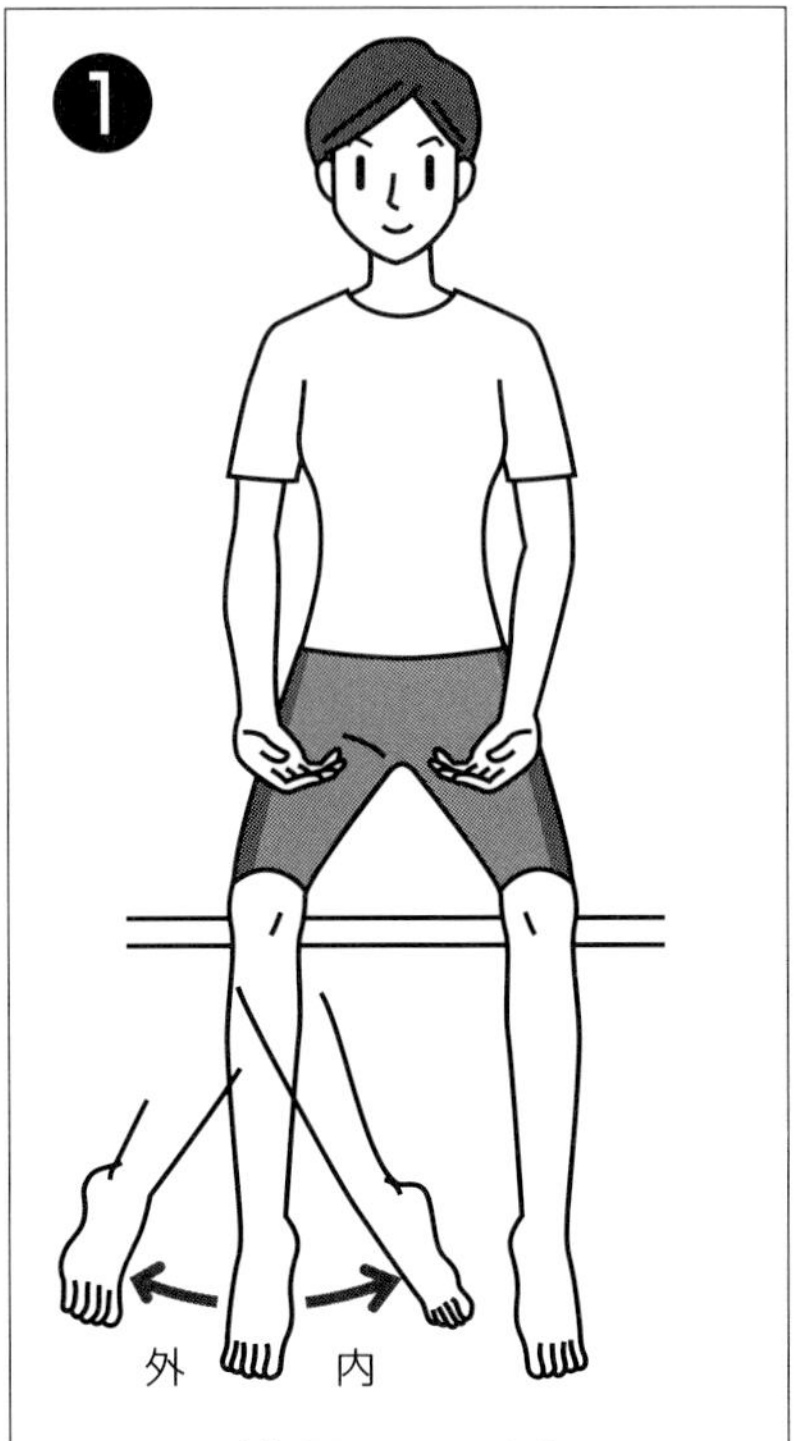

〈右足でテスト〉

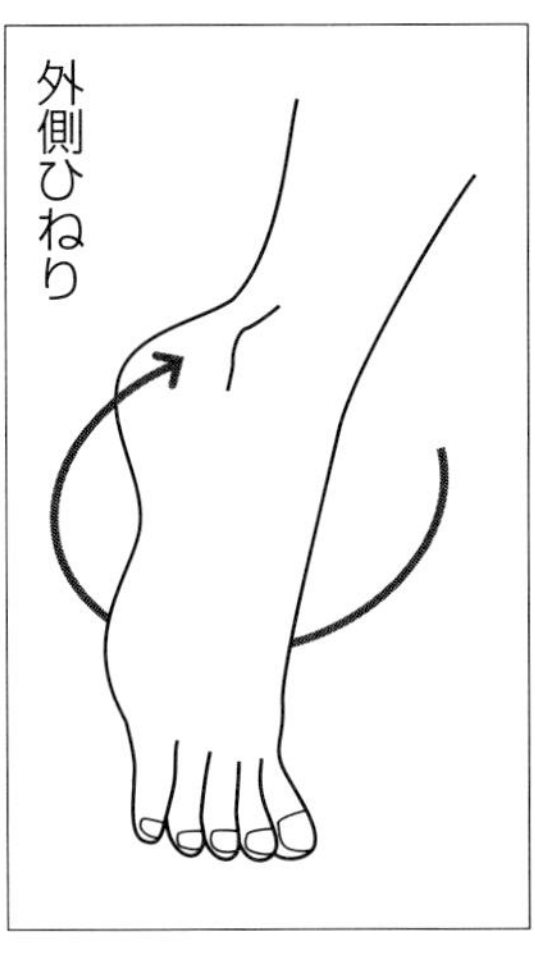

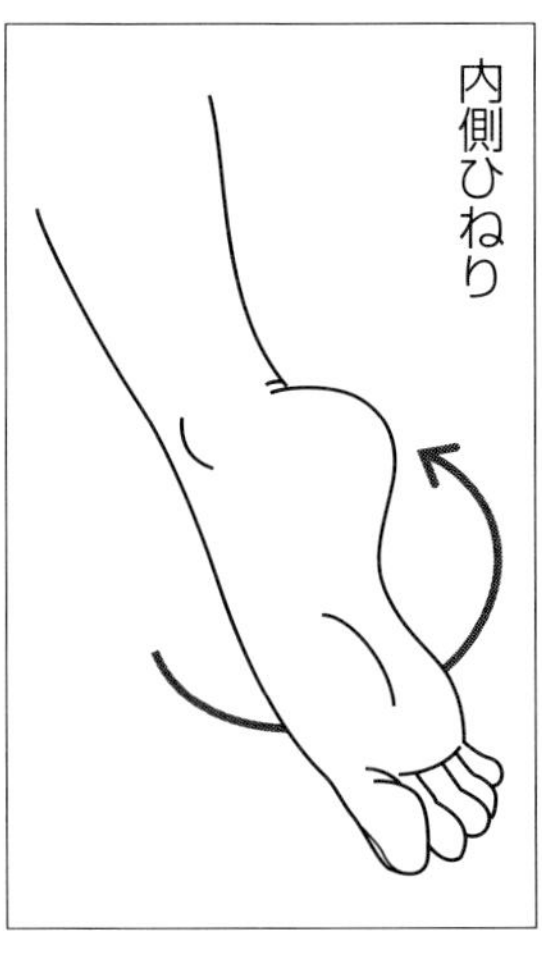

〈ヒズミを正す〉

❷楽なほう、快感のある側へ息を吐きながら、ゆっくりと回していきます。

❸足首をひねるだけで自然に体も気持ちのよい方向に動きます。あるいは、体が逃げるのです。3〜5回行ないます。

（右足クビの外側ひねりが気持ちのよい場合）

〈ヒズミを正す〉

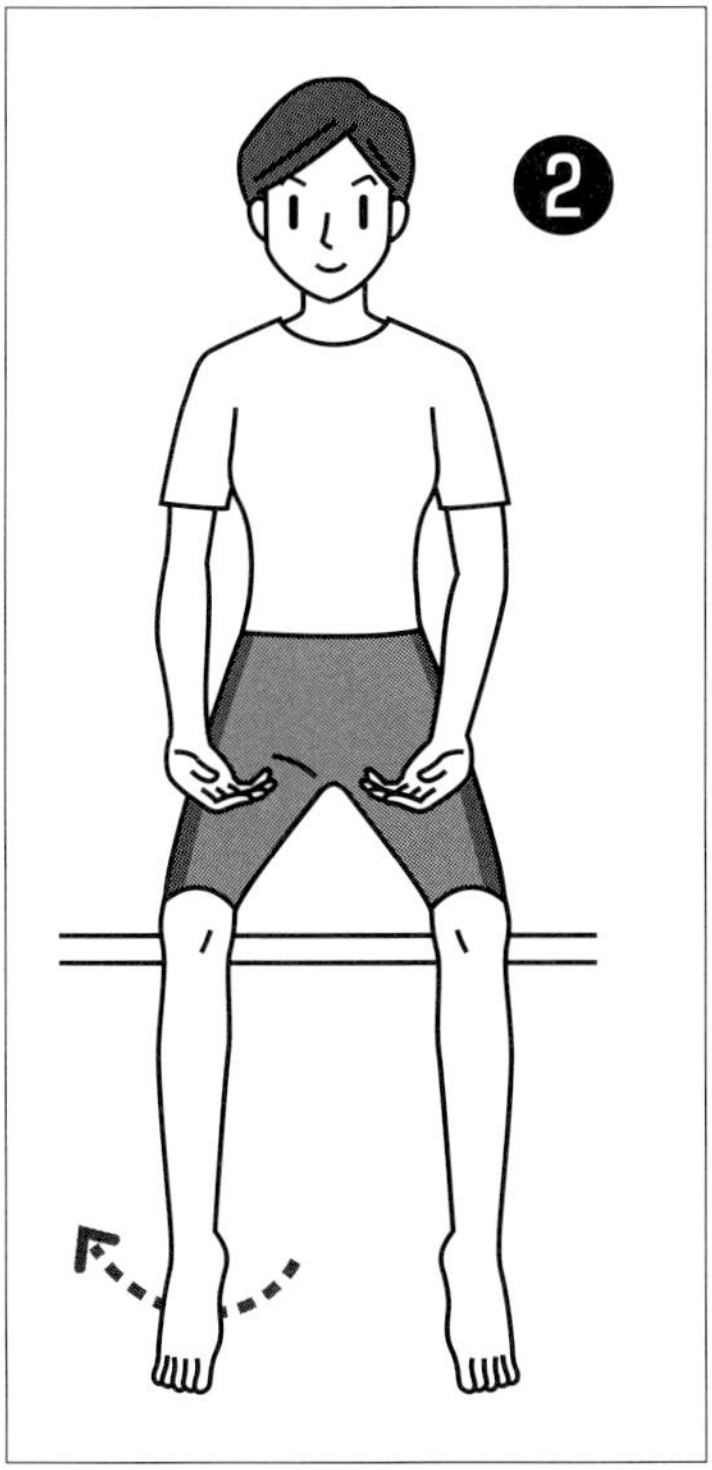

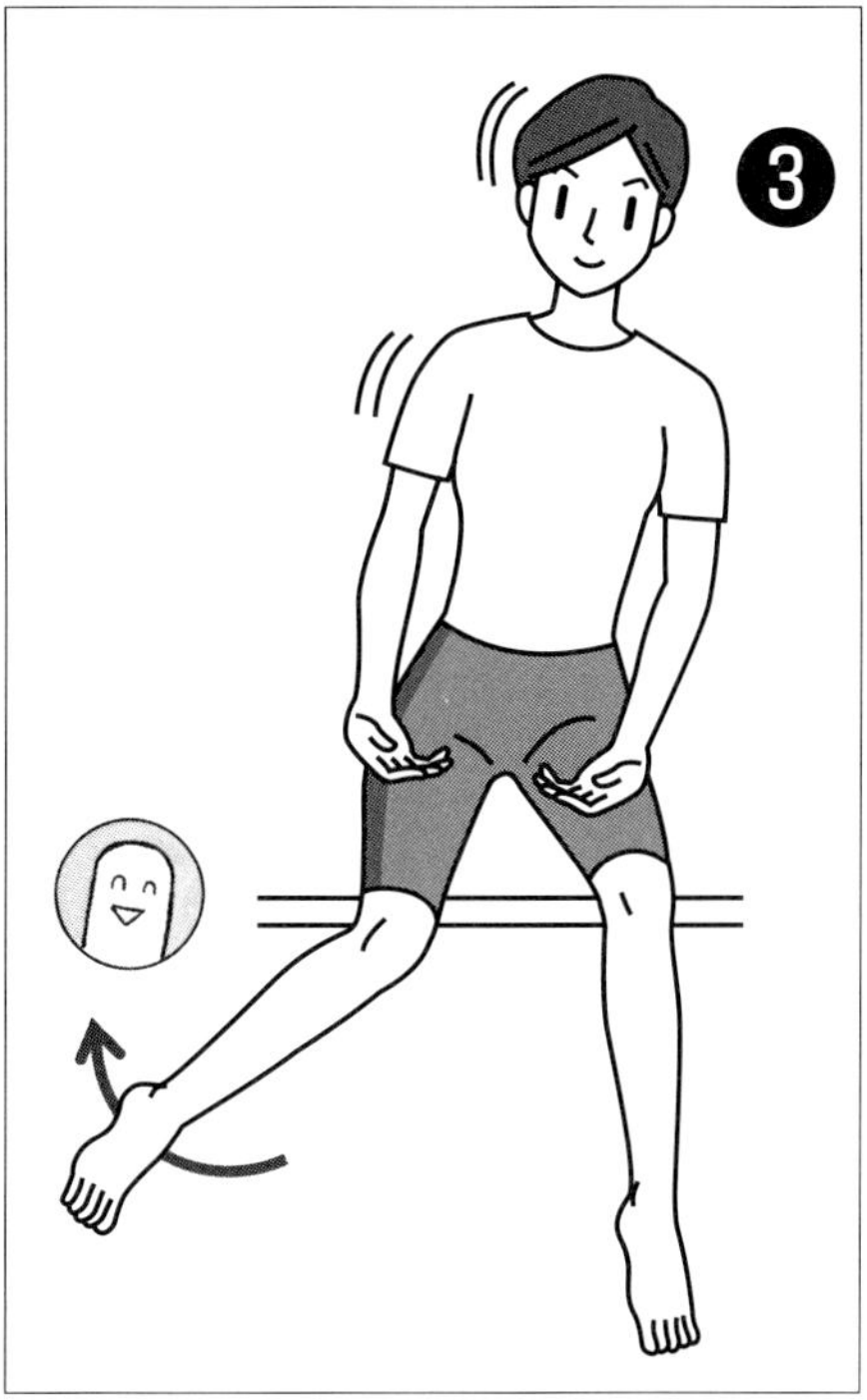

〈ポイント〉

・内側ひねりは親指が上にくる。
・外側ひねりは親指が下になる。

足クビの内側、外側ひねり

（右足クビの内側ひねりが気持ちのよい場合）

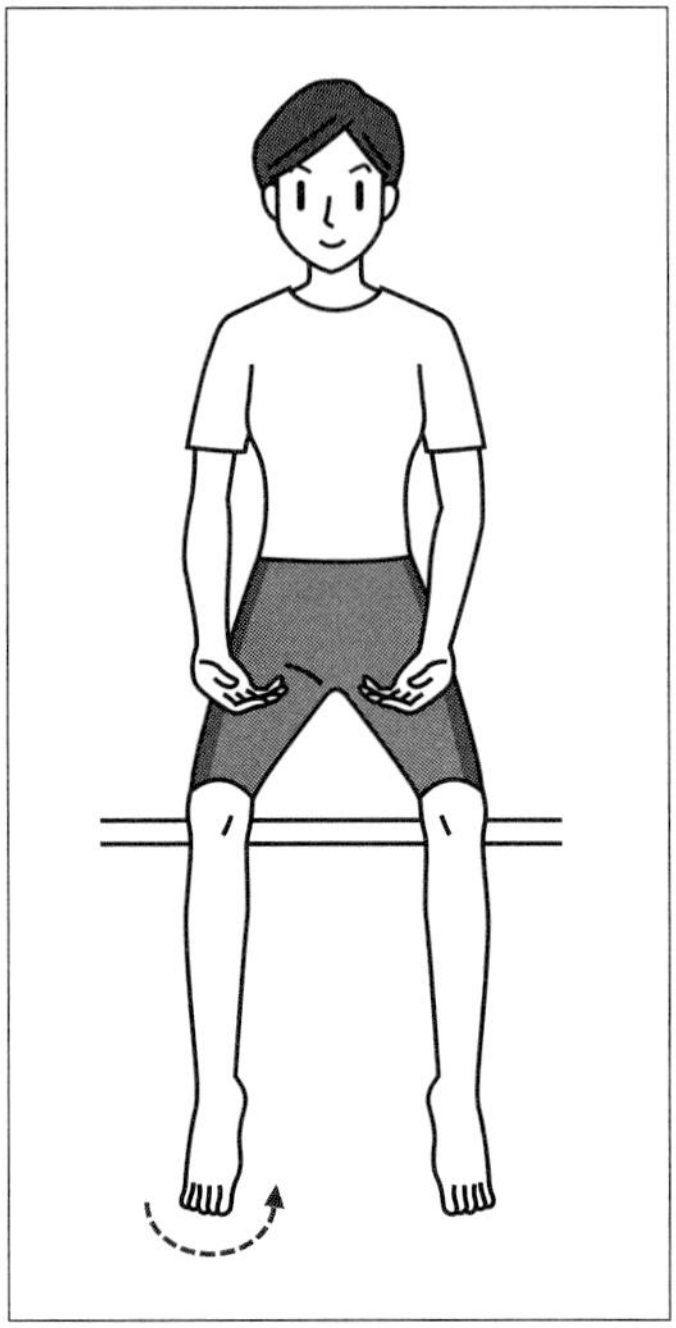

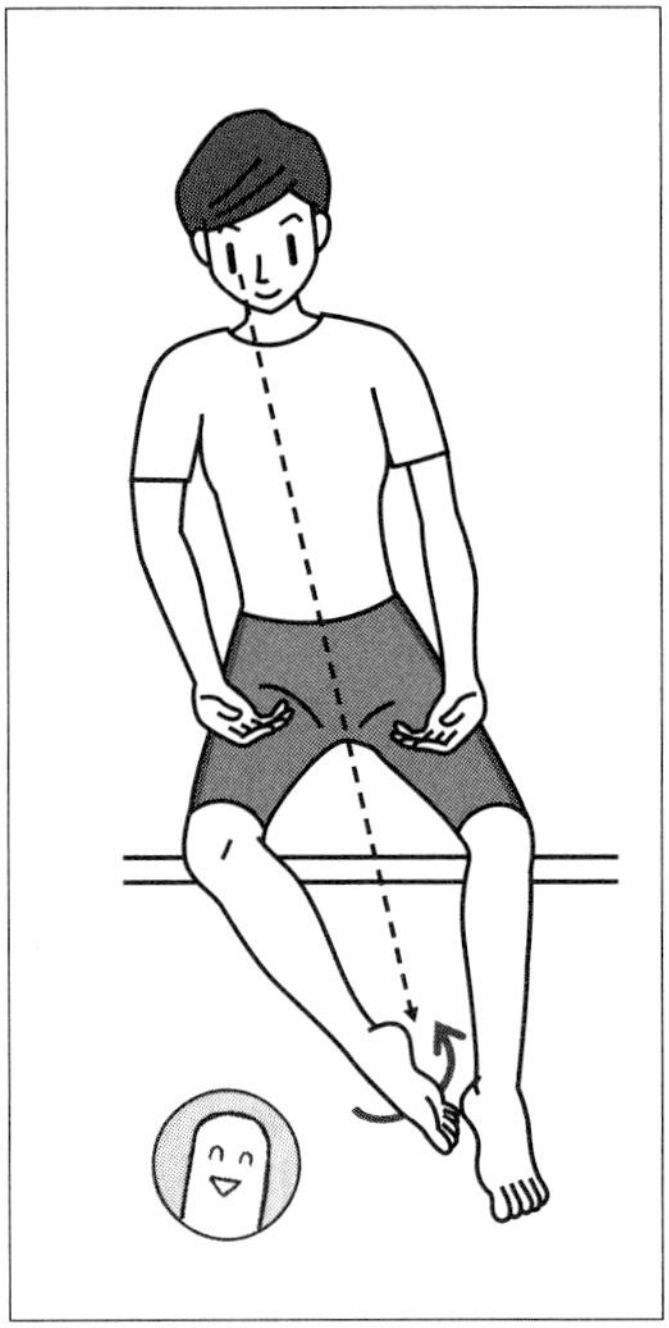

〈チェック〉

反対にひねってみて、いまいちならもう2、3回。

内側にひねるほうが、楽な場合はこのページのようになります。そのときは足のウラを見るようなつもりでひねってください。

◎これらの絵は右足の例ですが、左足も同じように〈テスト〉をして行ないます。

足クビの内側、外側ひねり

（左足クビも〈テスト〉と〈ヒズミを正す〉を行なう）

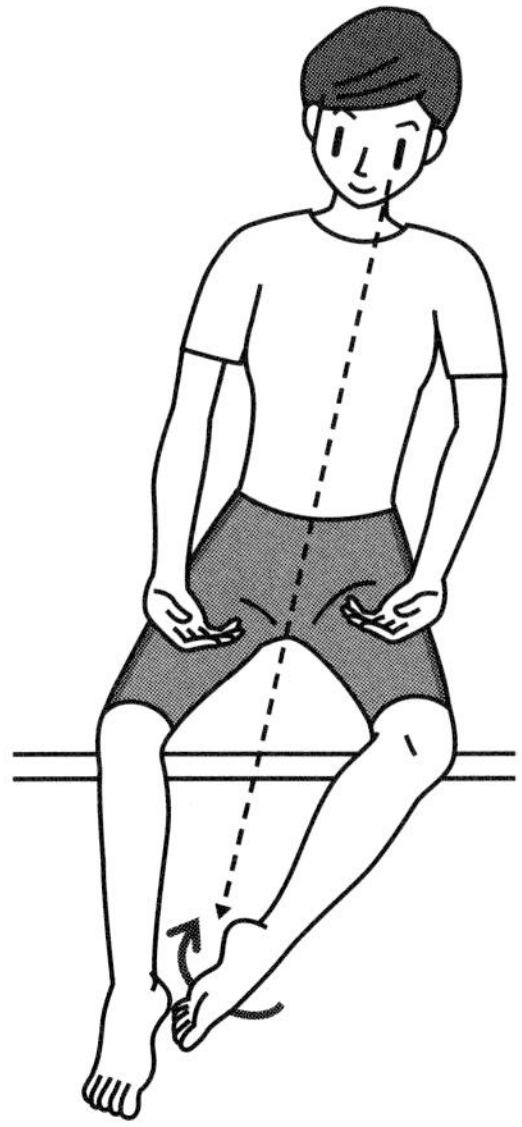

左足クビ 内側ひねりが

のとき

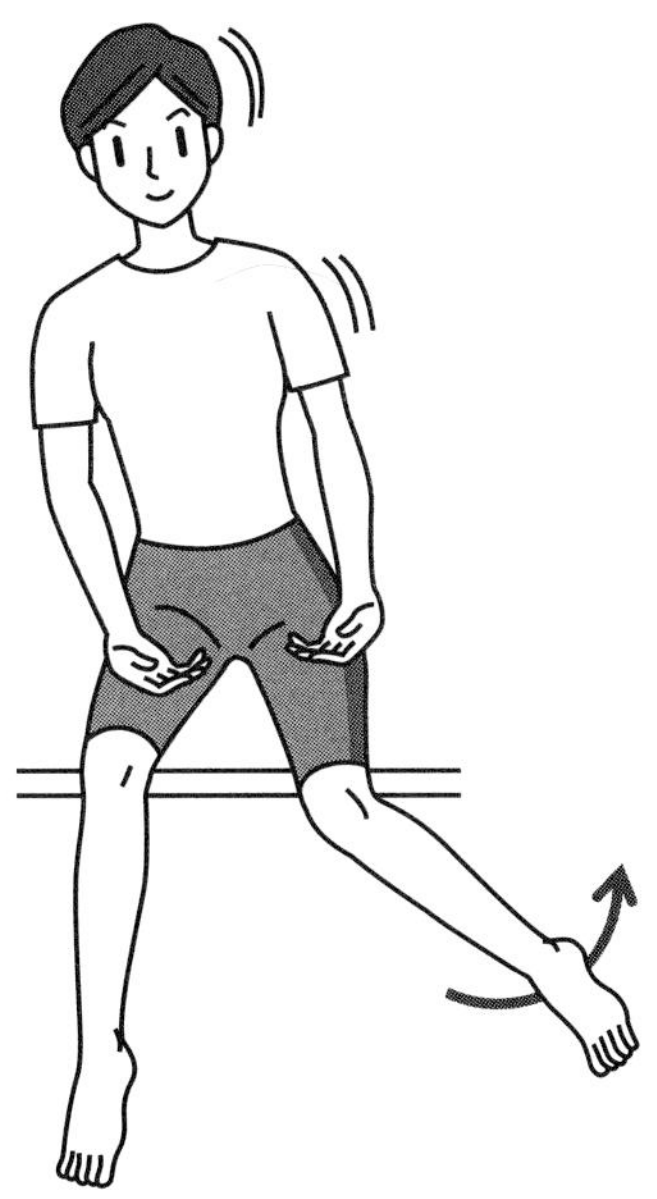

左足クビ 外側ひねりが

のとき

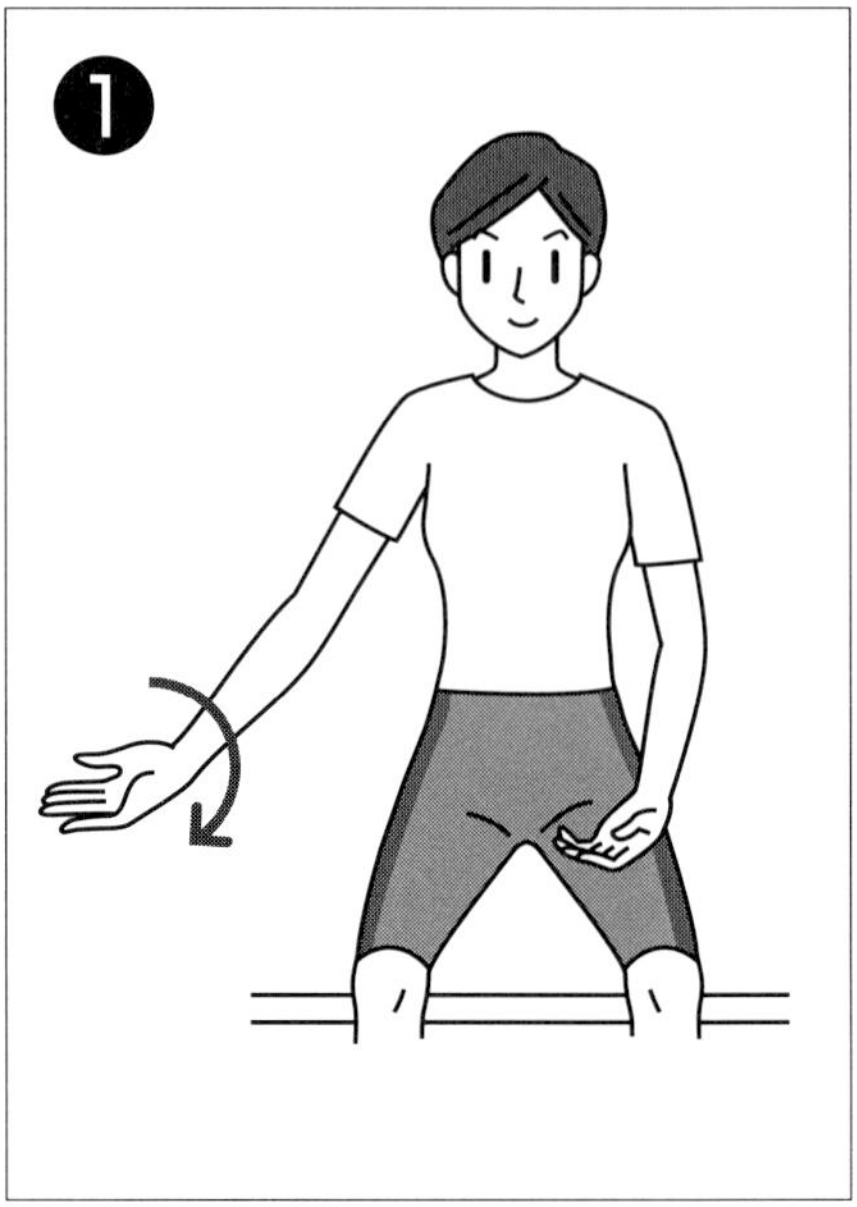

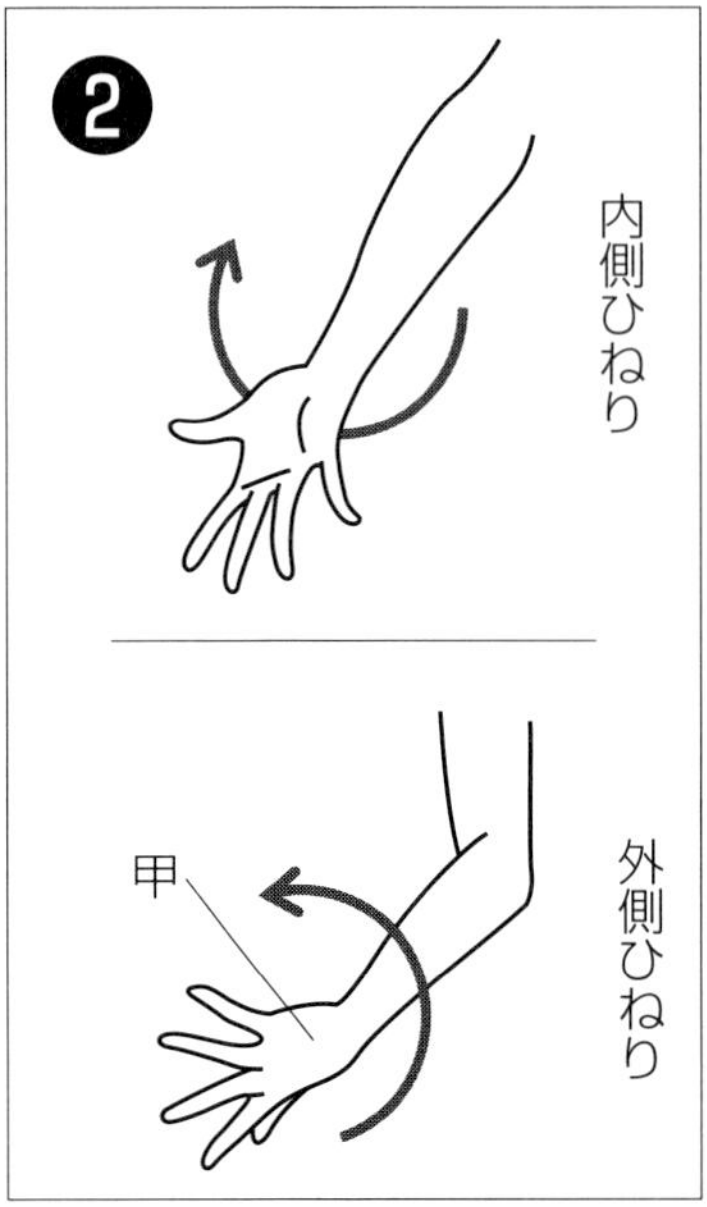

腕の内側、外側ひねり

〈テスト〉

❶手のひらを内側に向け、ひねっていきます。

❷各指は開いてください。すると、腕全体がひねられていきます。反対の、外側ひねりも試してみます。

　どちらが、「快」か「不快」かをしらべます。両方ともなんともなければしません。

〈ヒズミを正す〉

❸痛くない快感のあるほうへ、息を吐きながら、ゆっくりひねっていきます。いい気持ちが、腕から肩へ。首へ、頭のてっぺんにいくようなつもりで3~5回行ないます。体も自然に動きます。

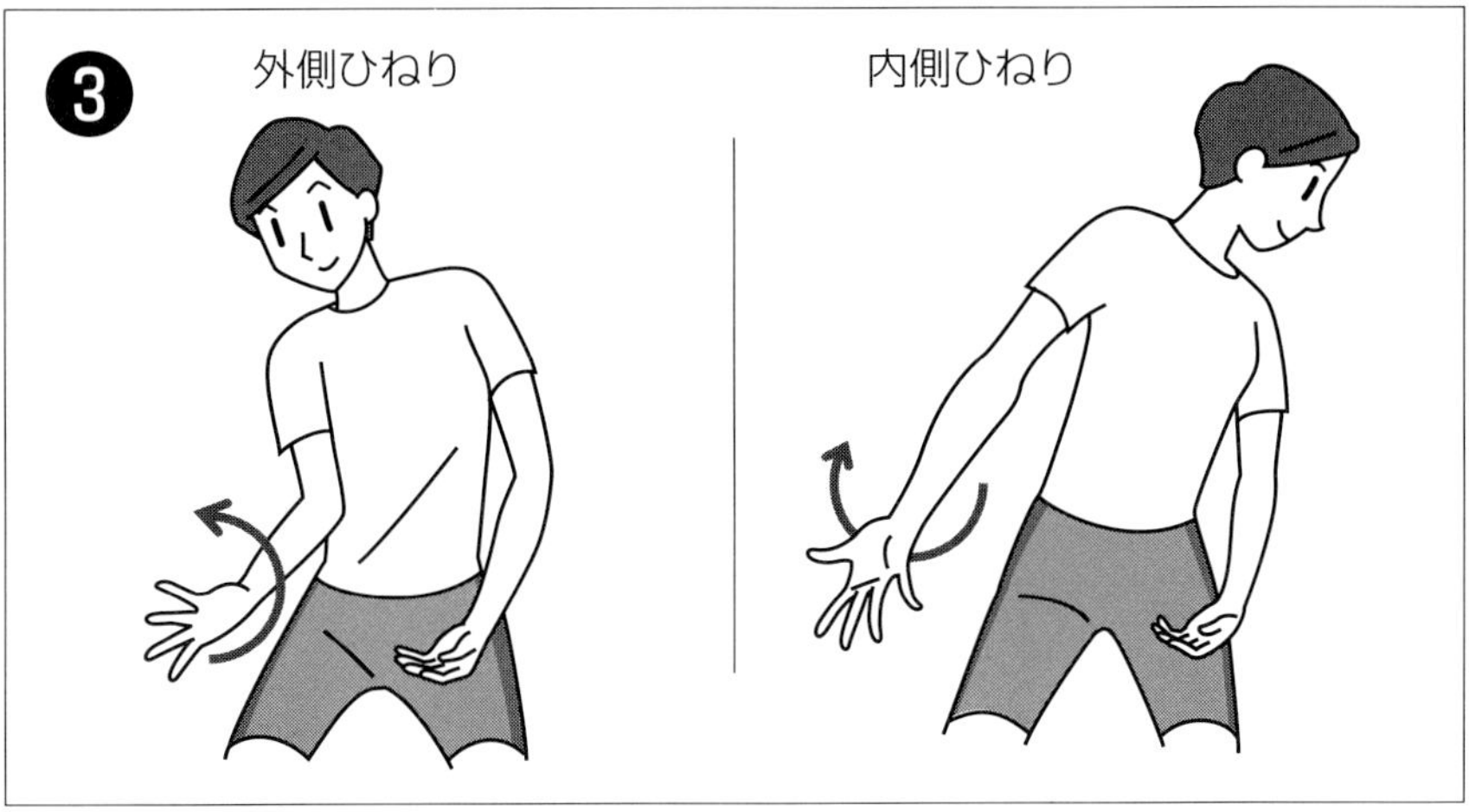

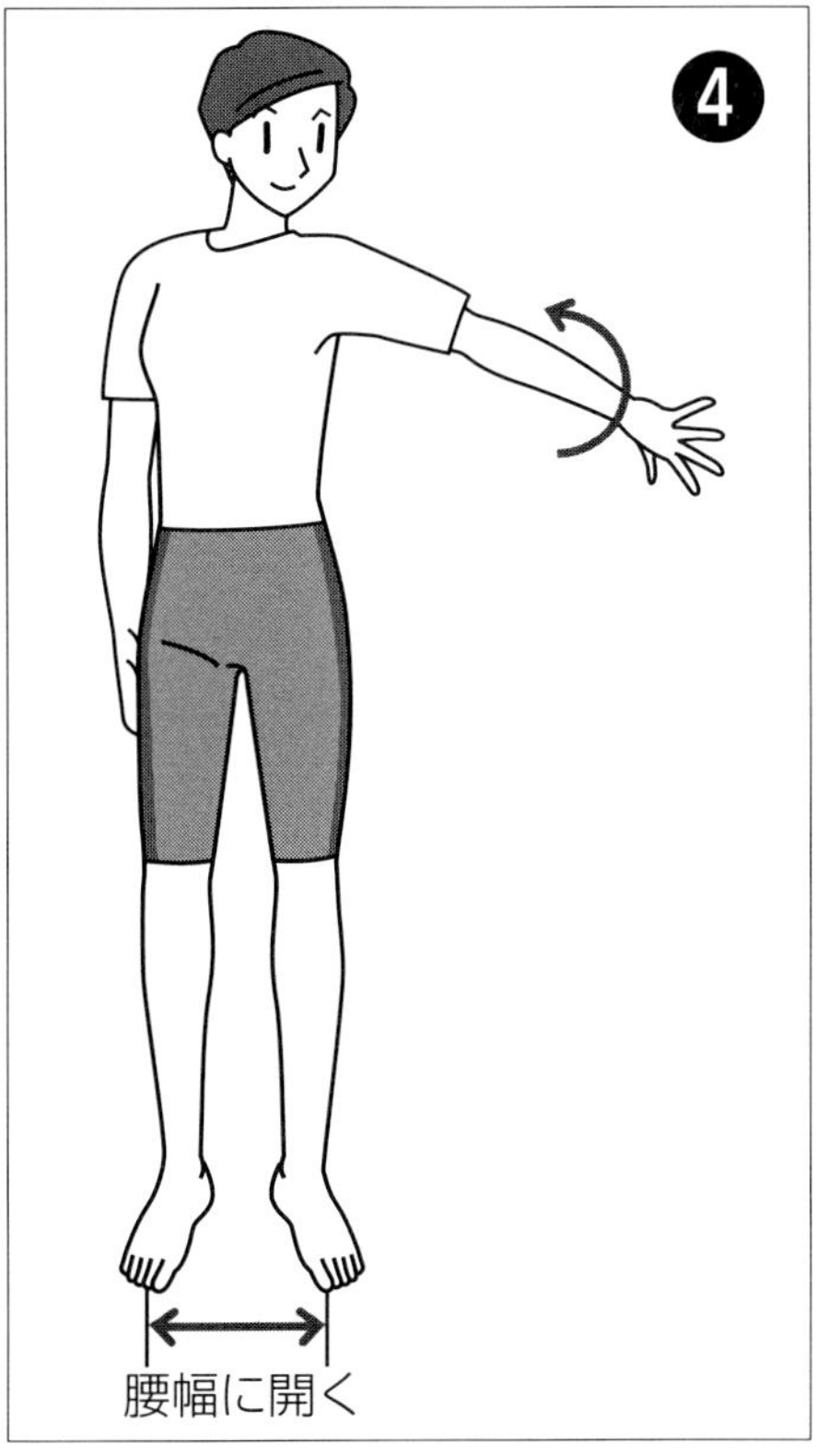

〈チェック〉

反対にひねってみて、いまいちだったら、もう2、3回。

◎これらの絵は右手の例ですが、左手も同じように、〈テスト〉をして行ないます。

❹足を腰幅に開いて、立ったままの姿勢で行なっても同じ効果が得られます。

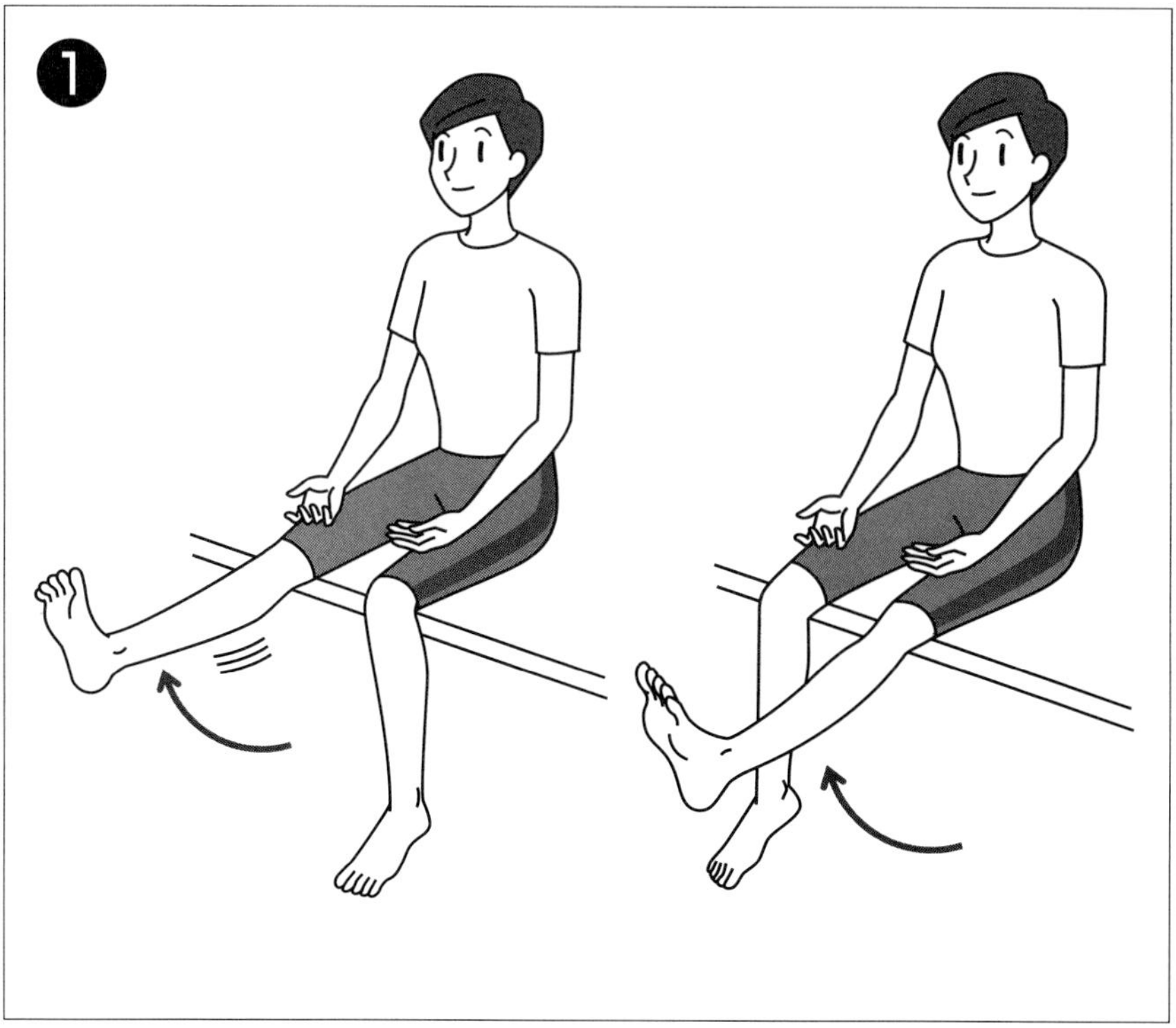

ヒザ・曲げ伸ばし

〈テスト〉

❶左右のヒザを交互に伸ばし、どちらが伸ばしにくいかしらべます。

両方とも同じように伸びれば、する必要はありません。

❷左右くらべて伸ばしにくいほうのヒザを、内側に曲げて、「快」、「不快」をしらべます。

不快ならしません。

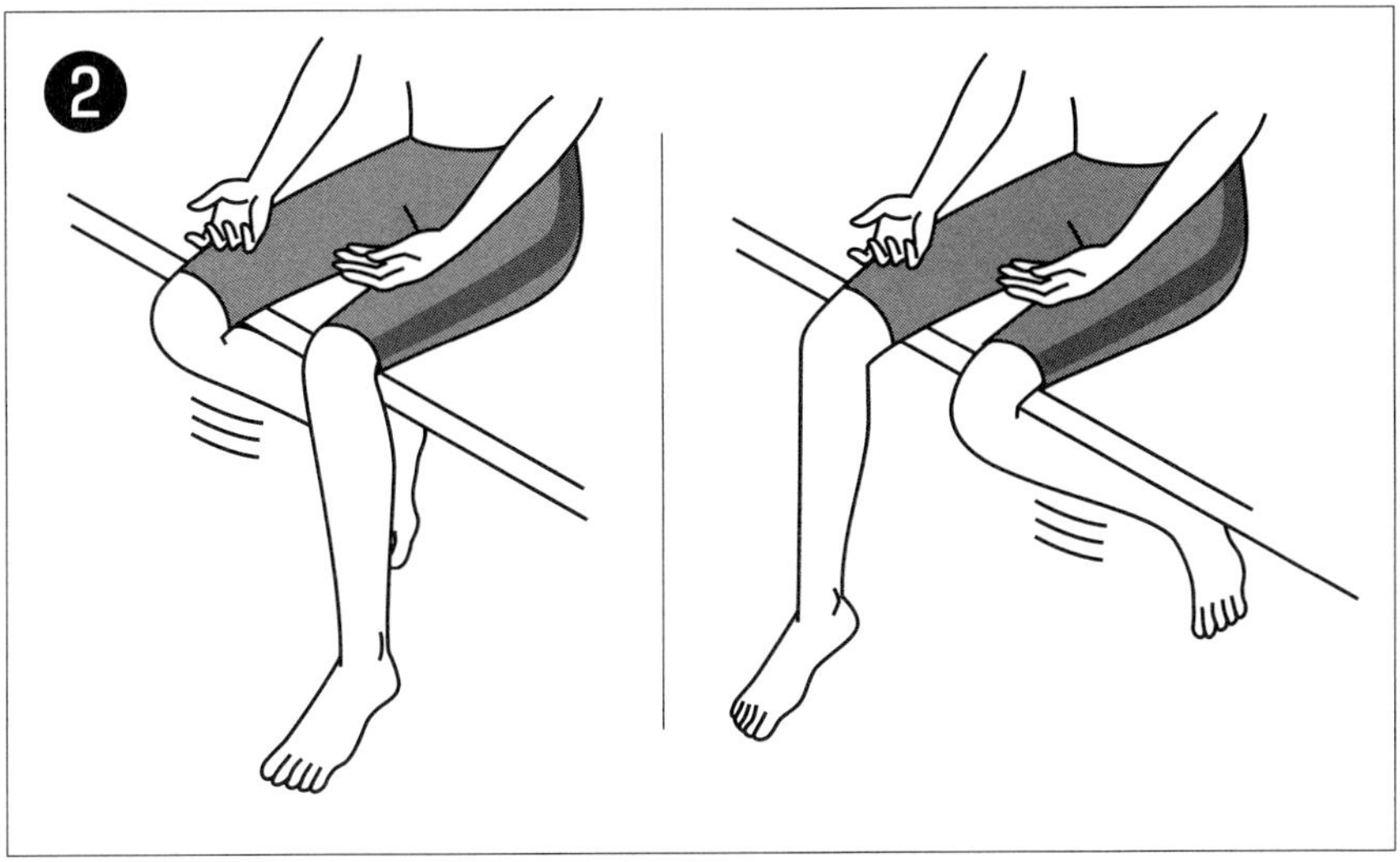

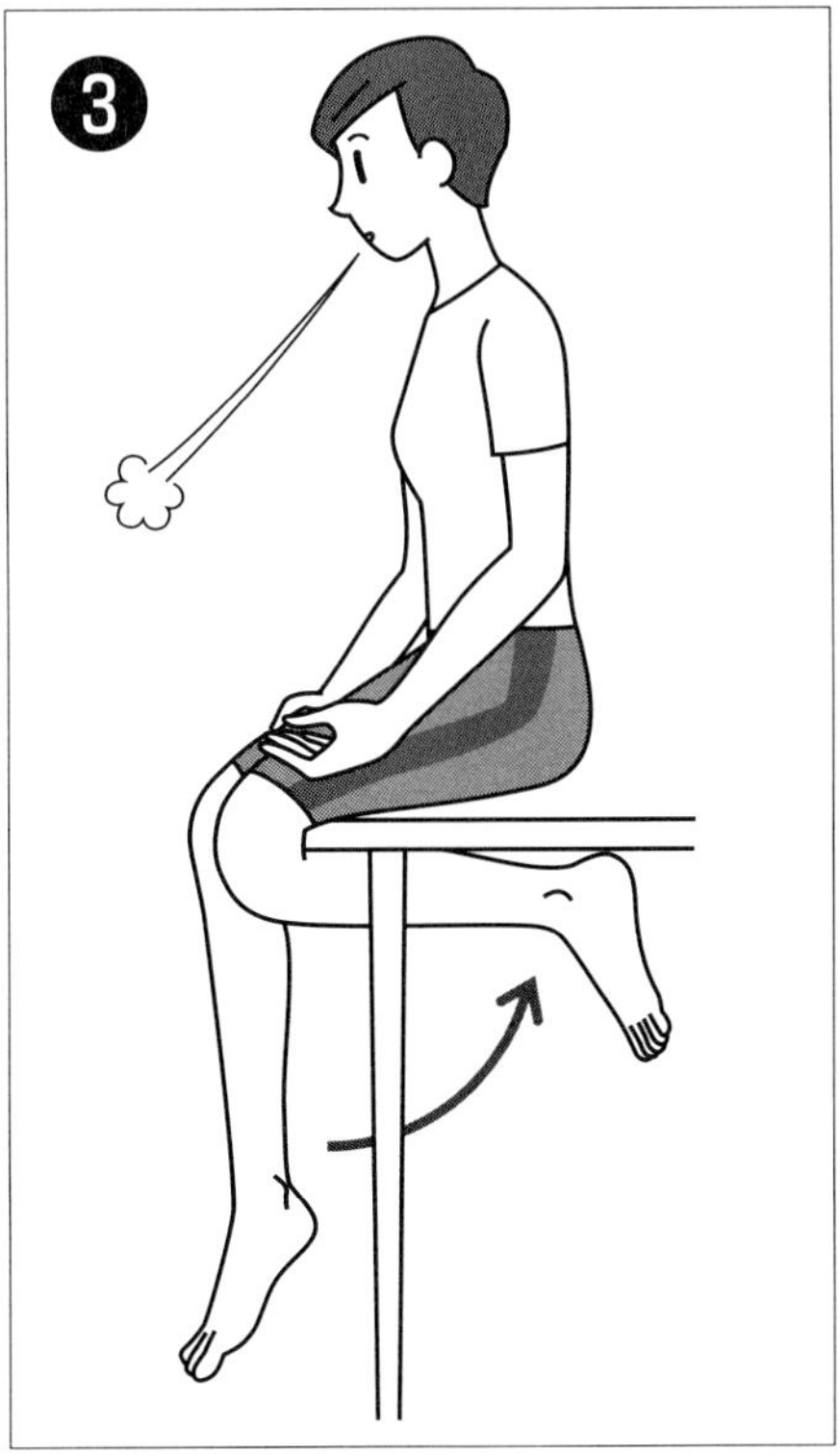

〈ヒズミを正す〉

❸伸ばしにくかったほうの足のフクラハギが、テーブルの裏につくように、ゆっくり、息を吐きながら曲げていきます。3〜5回。

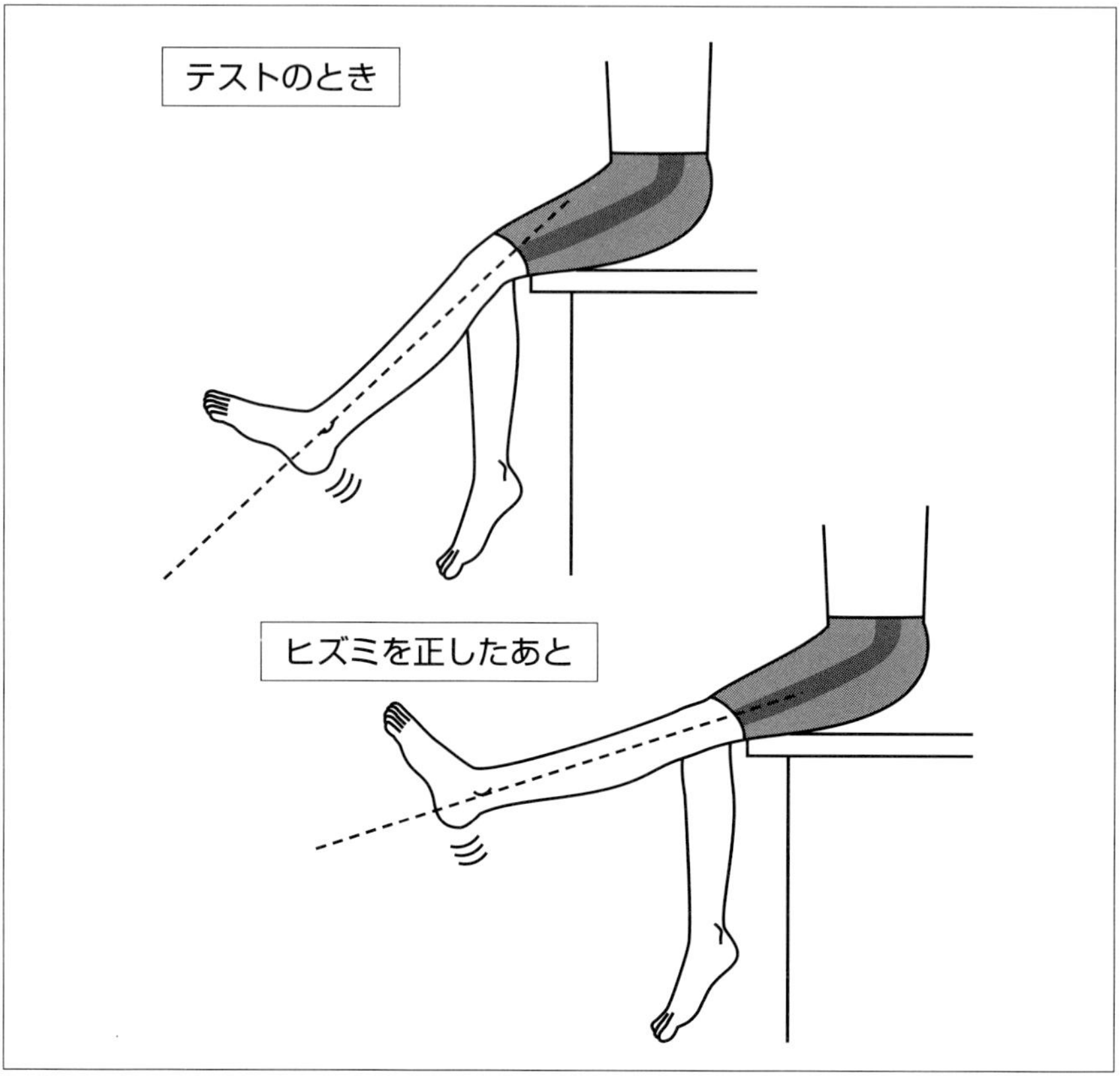

〈チェック〉

ヒザを伸ばしてみて、いまいちなら、もう2、3回。ヒズミが正されていると、〈テスト〉のときより、ひざが伸ばしやすくなっています。

斜め下かがみの基本ポーズ　　前後倒しの基本ポーズ

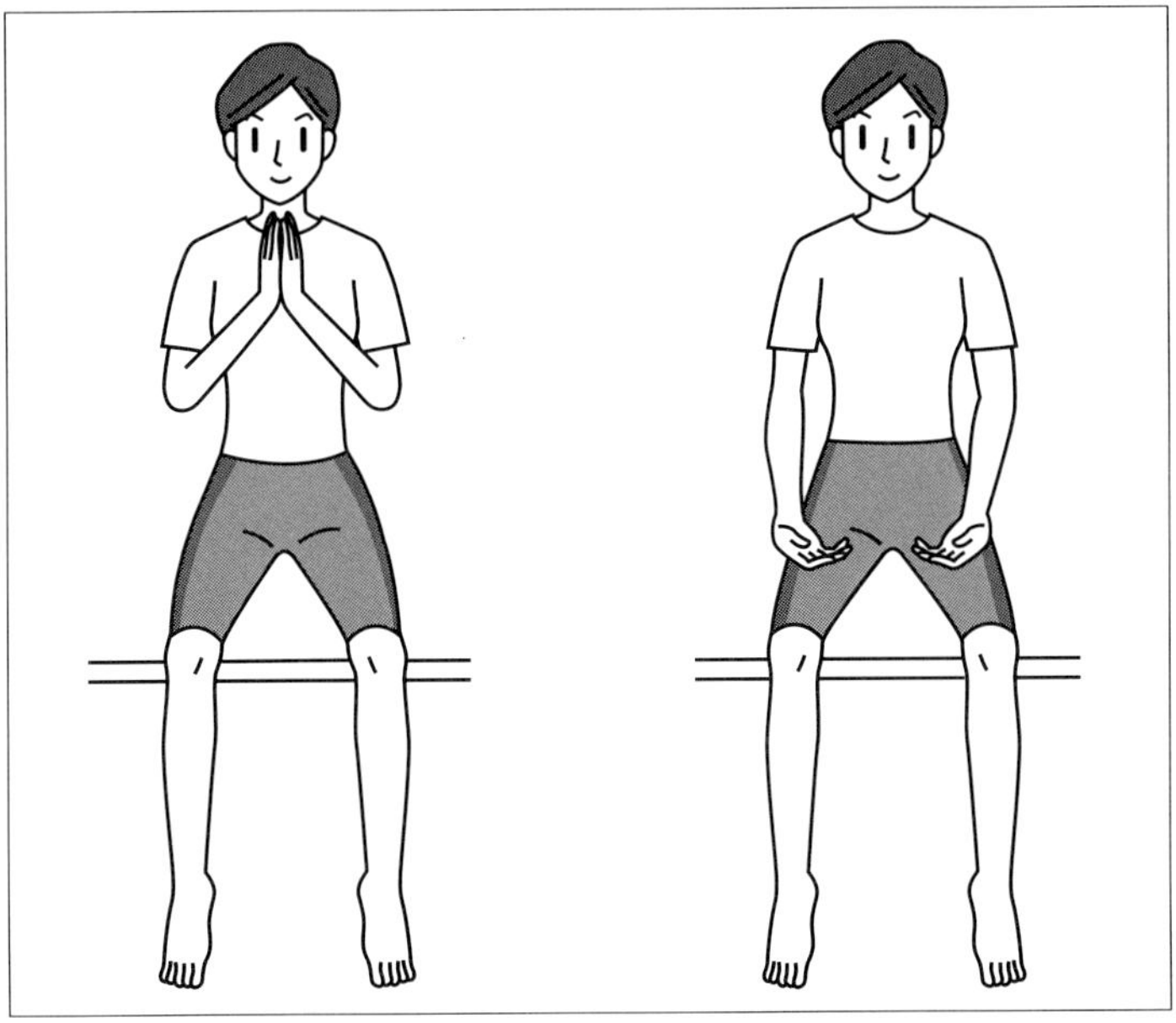

上体を前後と斜め下へ動かす

〈テスト〉

背すじを伸ばし、力を抜いて腰かけます。基本のポーズから、前後・左右斜め下へ体を動かし、どれが気持ちのよい動きかをたしかめます。

〈ヒズミを正す〉

次ページの絵のように前後、左右斜め下のいずれか、不快感のないほう、楽なほう、気持ちがよいほうに息を吐きながら動かしていきます。いつものようにこれも3〜5回行ないます。

〈チェック〉

これもいつものように不快なほうに動かしてみて、いまいちだったらもう2、3回、追加します。

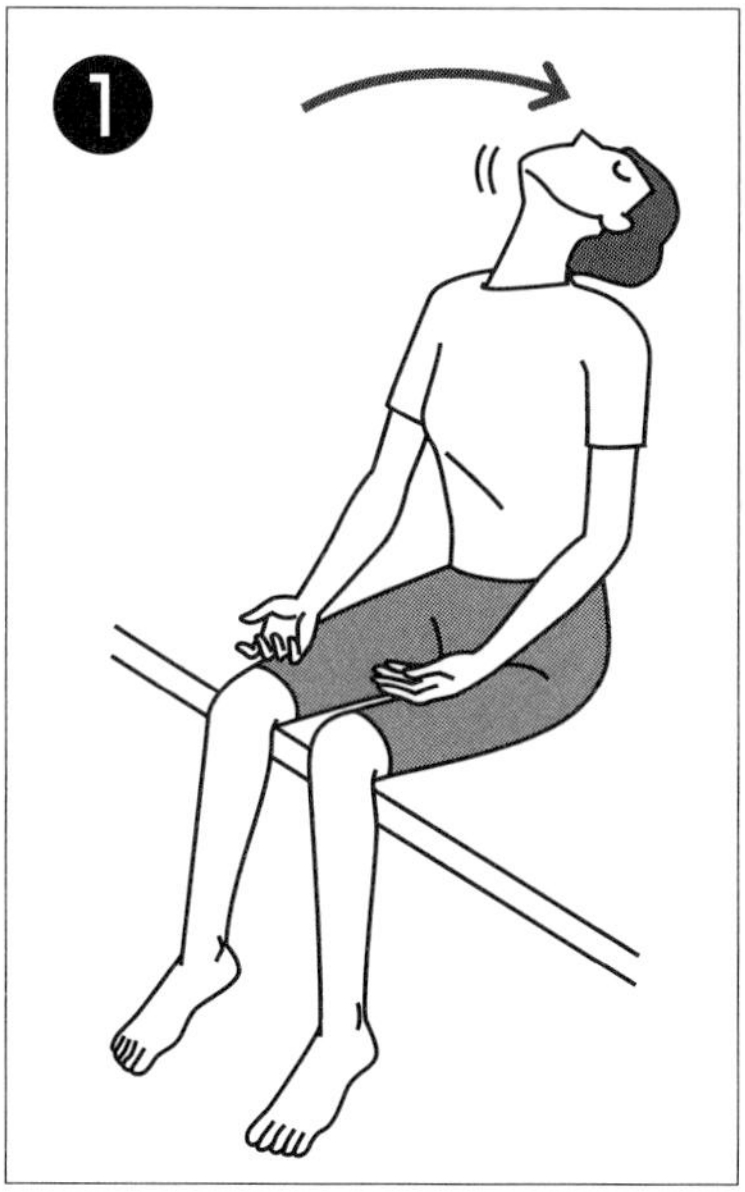

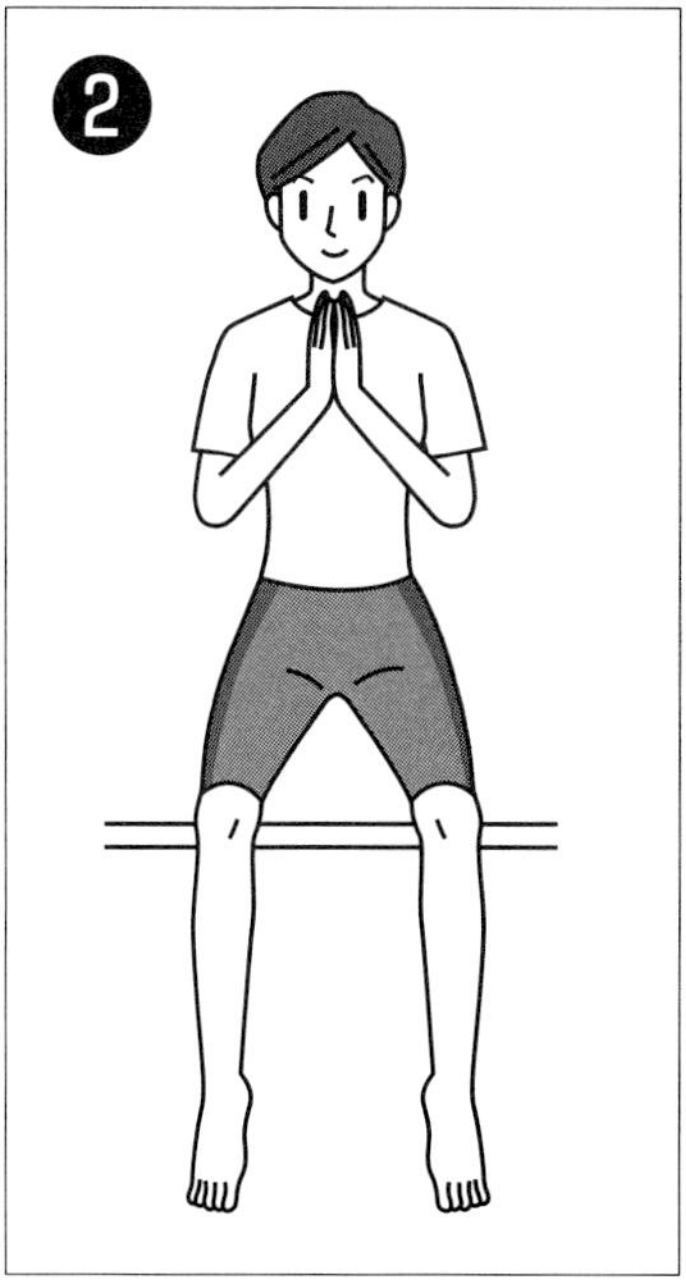

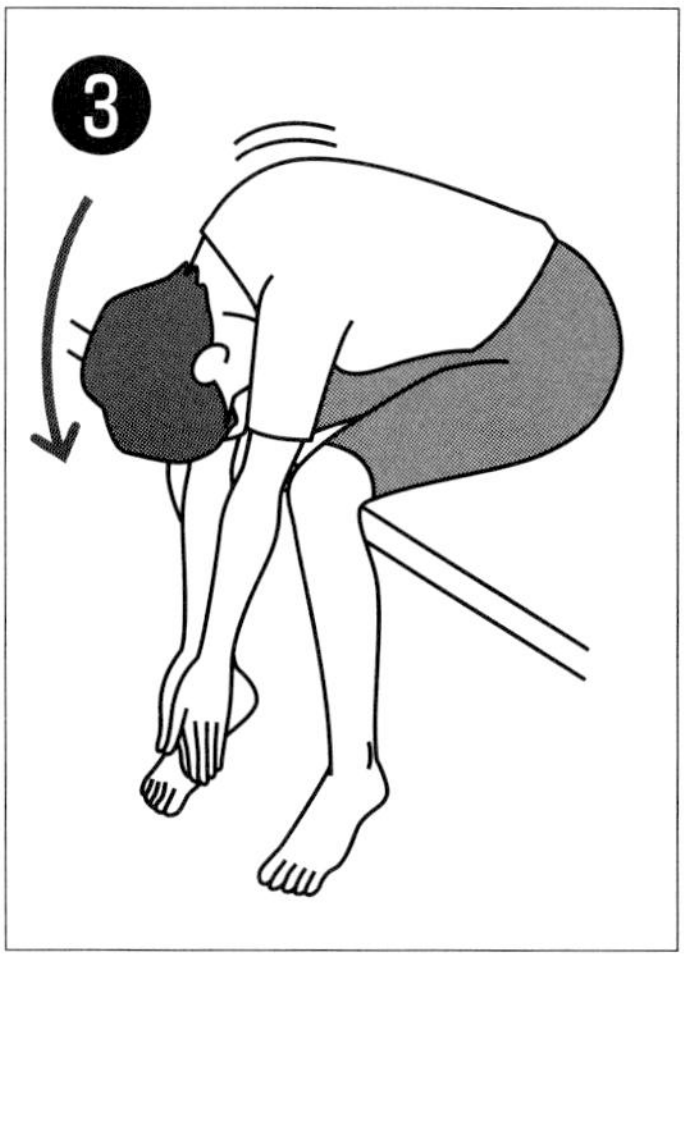

上体を前後に倒す

❶後ろに倒す。手のひらを上に向けて、太モモの上にのせ、リラックスした状態で、ゆっくり息を吐きながら後ろに反ります。そして元にもどします。これが楽ならば3～5回。

❷前に倒す。手を合掌して、胸の前に持ってきます。

❸ゆっくり息を吐きながら腕を伸ばし、前にかがみます。そして元の合掌ポーズにもどします。これが楽ならば3～5回。

上体を左右斜め下へ

❶前ページの合掌ポーズから、左斜め下にゆっくり息を吐きながらかがみます。そして元のポーズにもどします。これが楽ならば3〜5回。

❷右斜め下にかがみます。ゆっくり息を吐きながら……。そして元にもどします。これが楽ならば3〜5回。

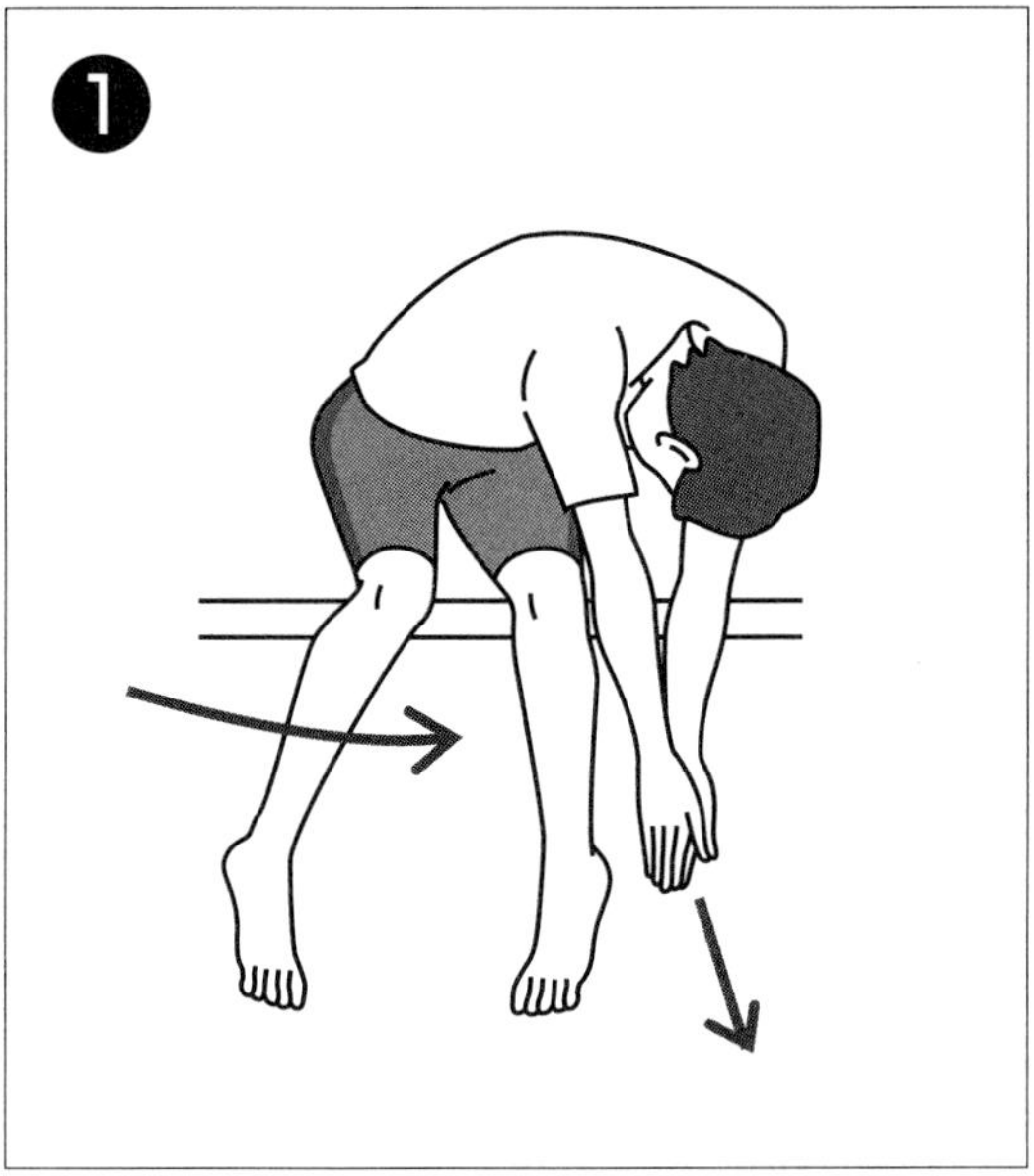

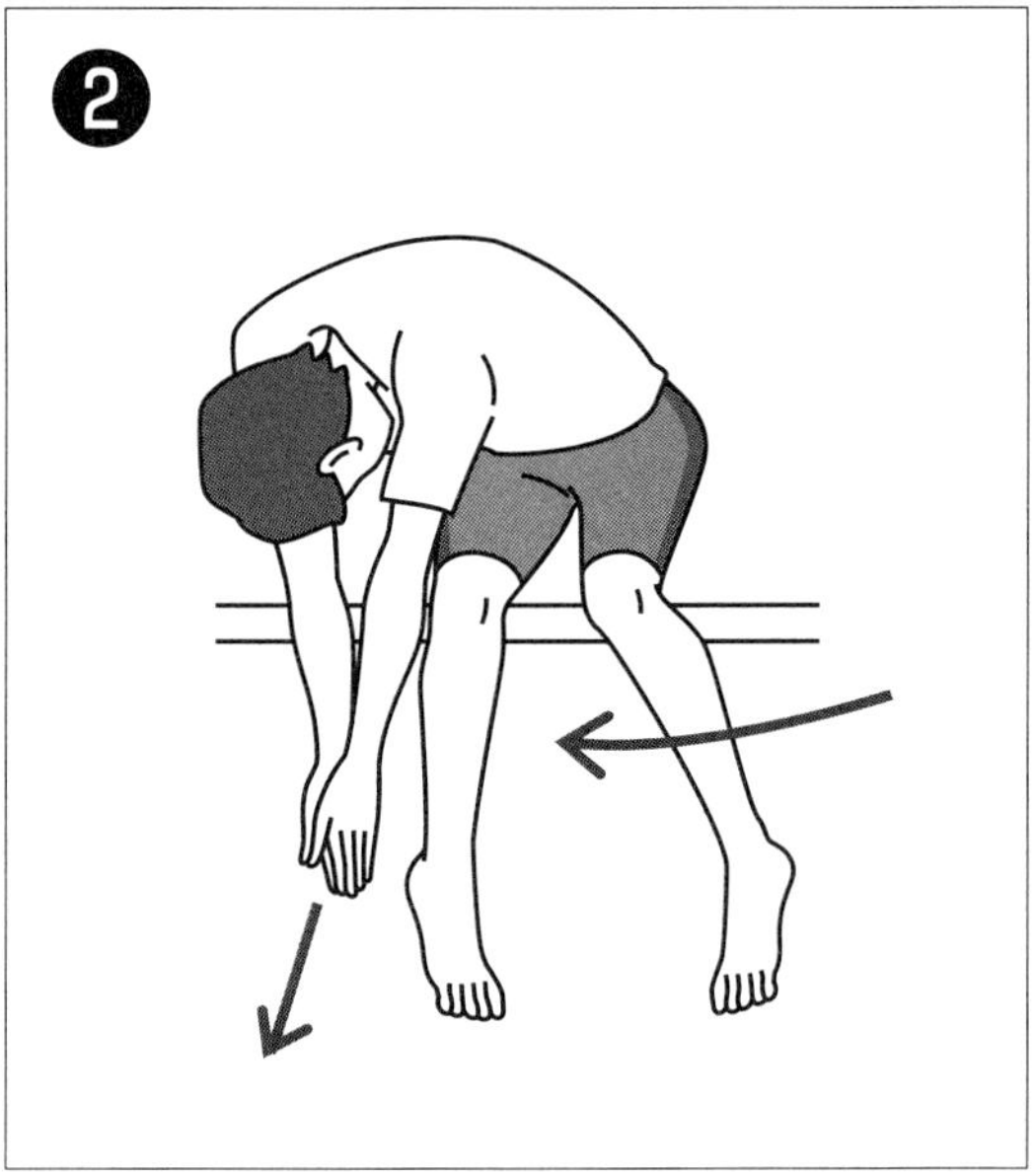

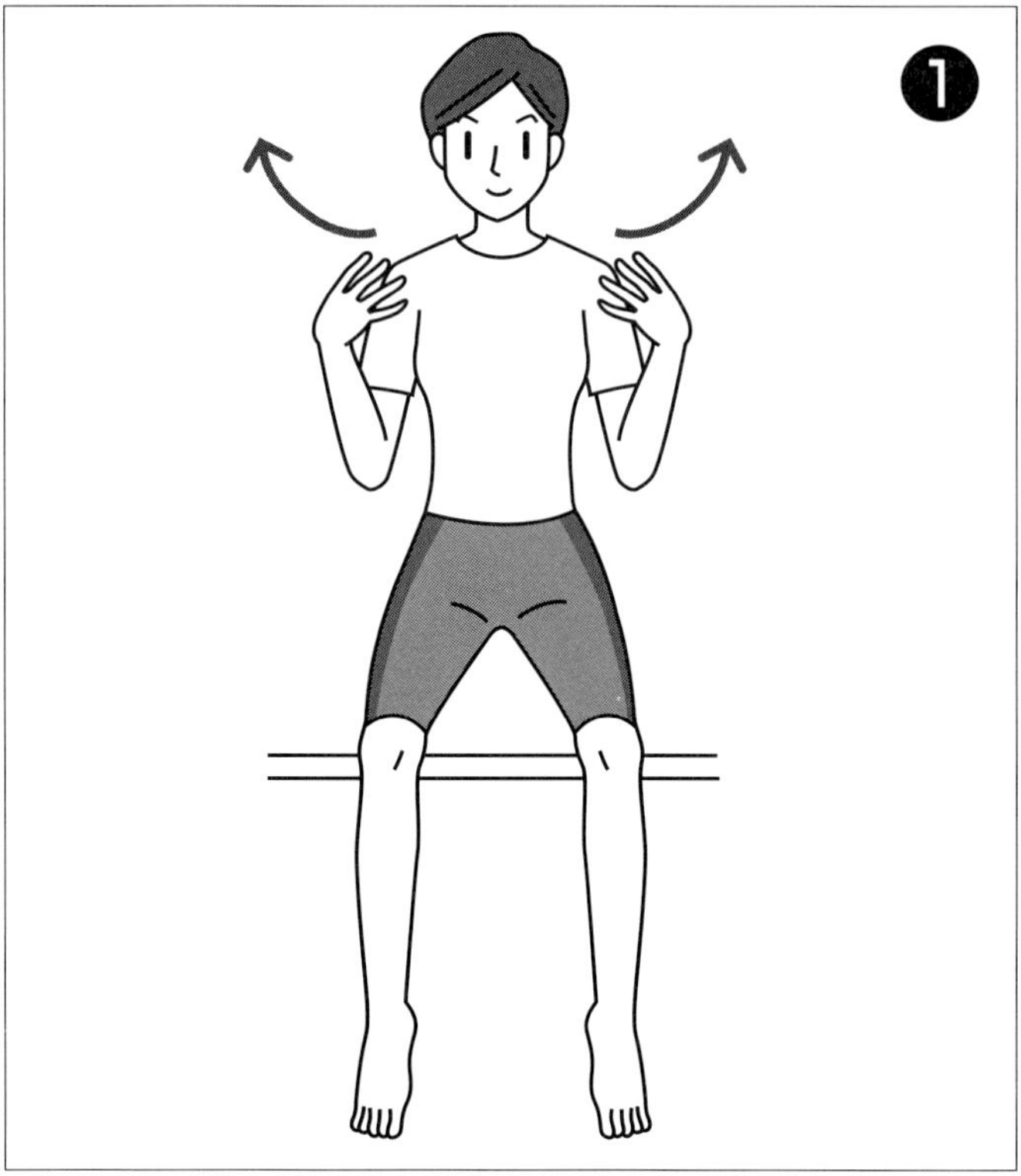

上体ひねり

〈テスト〉

❶両腕をヒジから曲げて指先を左右から肩に接すると、胸部《きょうぶ》が開きます。

❷そのまま右の肩を前に出し、左後ろを向くように体を左にひねります。

❸次に左の肩を前に出し、体を右にひねります。

どちらが「快」か「不快」かをしらべます。

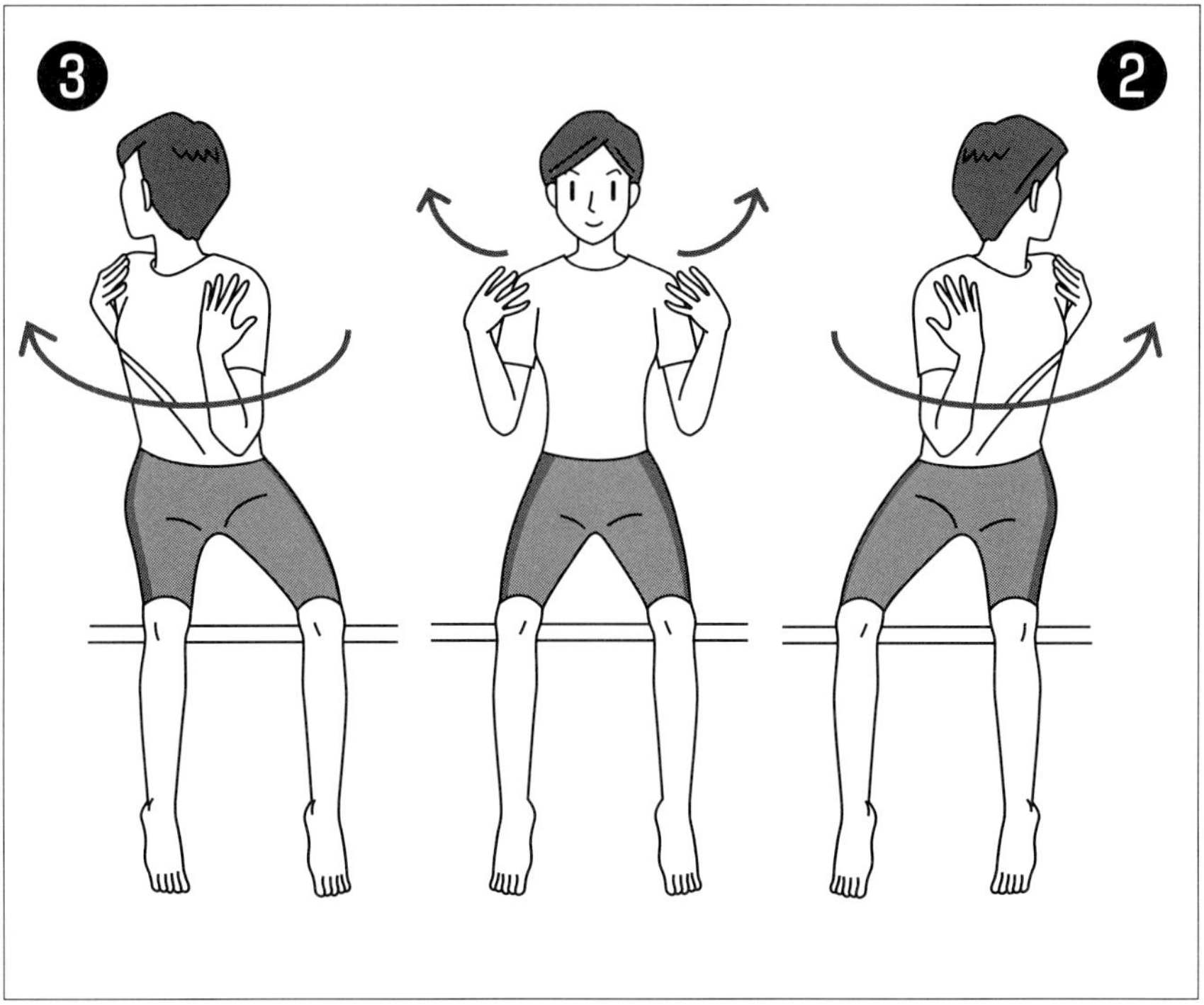

〈ヒズミを正す〉

左右いずれか、快感のあるほうに、息を吐きながら、ゆっくり上体をひねります。いい気持ちになるところまでいったらもどします。3〜5回。

〈チェック〉

反対側に動かしてみて、いまいちだったら、もう2、3回。

立って行なう

上体横曲げ

〈テスト〉

❶左手を腰に当てて立ちます（手は必ずしも当てなくてもかまいません）。

右足に重心をかけ（ここが大事）、

右手をゆっくり上げながら、

❷体を左側に曲げていきます。左足のカカトが浮きます。

どこかに痛みや緊張感があったら禁止です。

左手を上げ、反対側に曲げる〈テスト〉も行ないます。

〈ヒズミを正す〉

左右どちらか、不快感のないほう、なんともない、楽だ、あるいは気持ちよいと思う側に、息を吐きながらゆっくりと曲げます。いい気持ちのところでゆっくりもどします。

これを3～5回。

〈チェック〉

反対側に曲げてみて、いまいちだったら、もう2、3回。

サトウ「どっちの足に重心を置くのか忘れたときは、バレリーナになったつもりでやればいいのですよ」

先生「フーン。なるほど……」

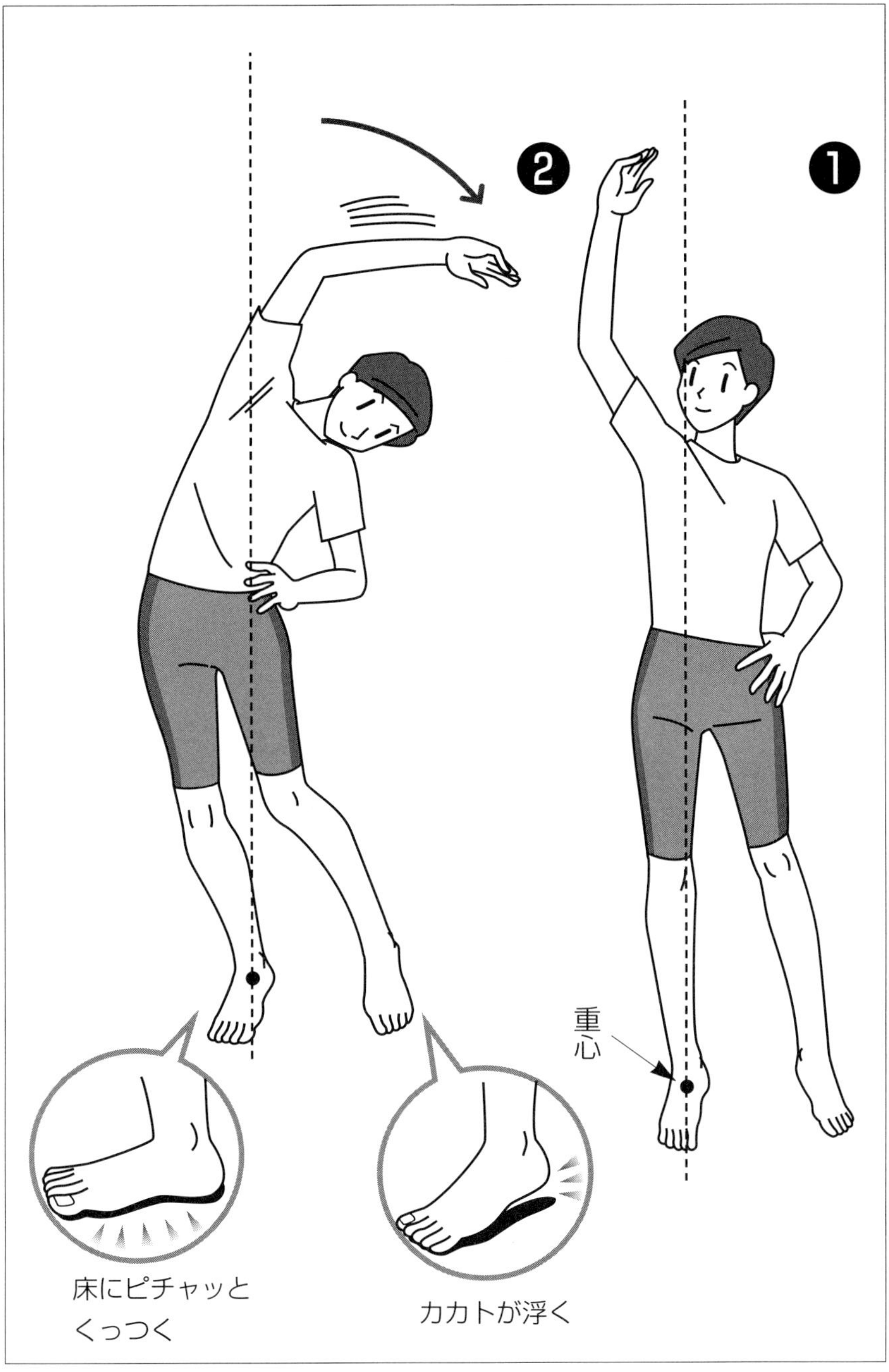
❷
❶
重心
床にピチャッと
くっつく
カカトが浮く

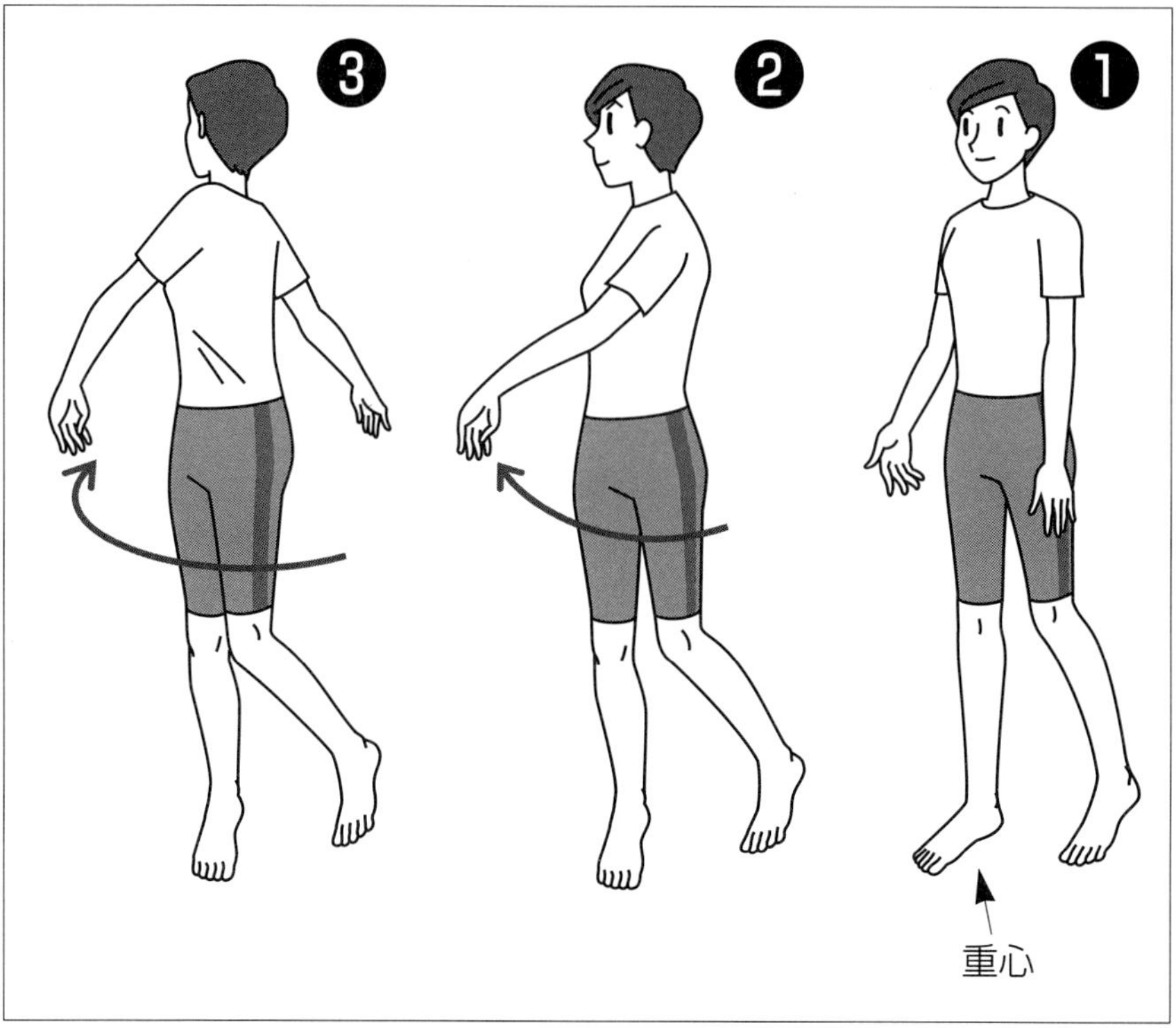

立ち姿・上体ひねり

〈テスト〉

❶立ち姿から右足に重心を移し、

❷体を右にゆっくりひねりながら、同時に両腕をゆっくり上げていきます。

❸重心は完全に右足にかかり、腕も顔も目も心も右後方を向くようにゆっくりひねります（重心をかけた右足の裏側全体が、ぴったり床につくと、左足の力は抜け、カカトは浮き、ツマ先だけが、かろうじて床についている程度になります）。

　左右両方にゆっくりひねってみて、どこかに痛みや緊張感があったらやめます。

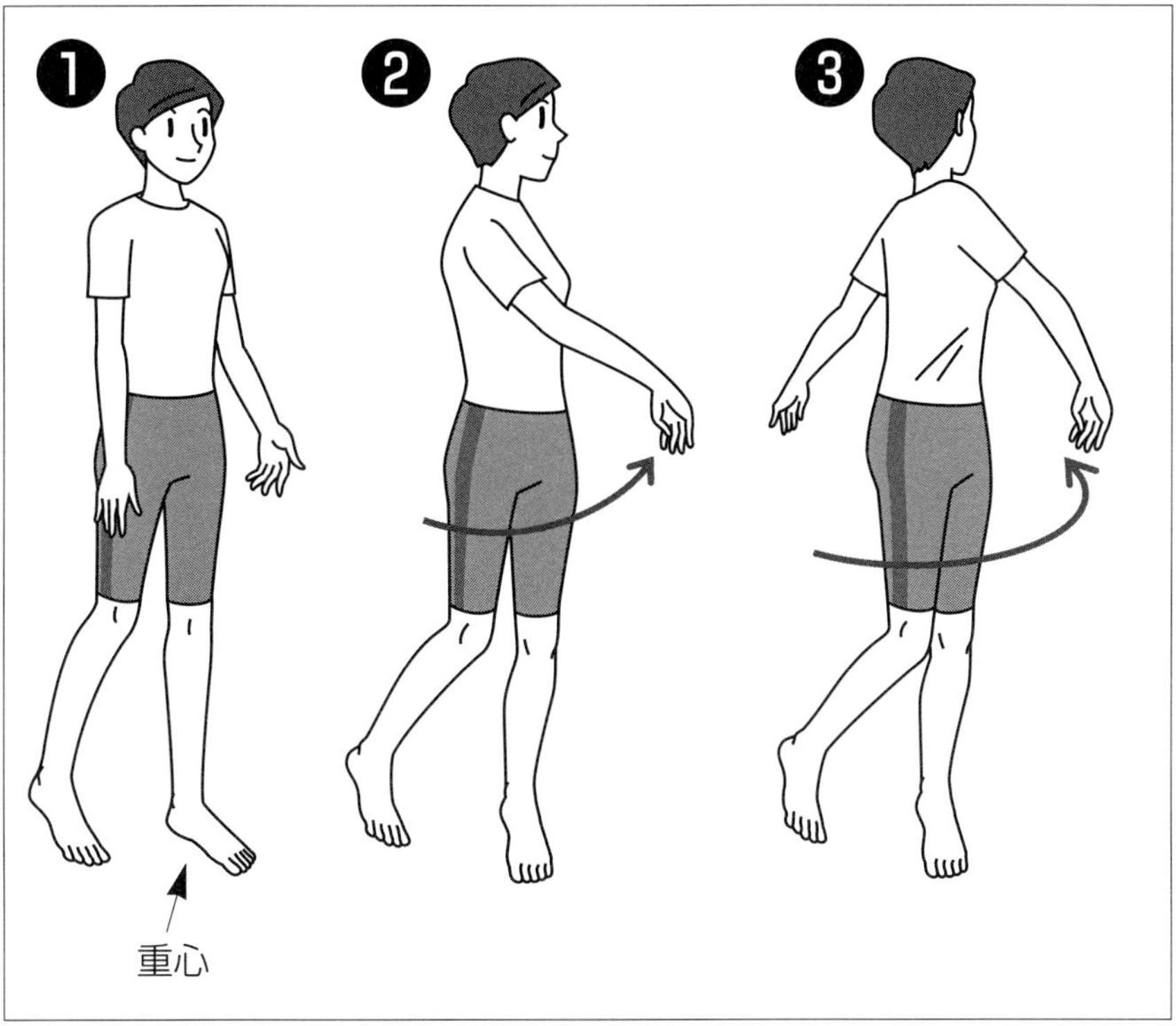

次に左足に重心を移し、反対側にひねる〈テスト〉も行ないます。

〈ヒズミを正す〉

左右どちらか、「不快感のない、なんともない、楽だ、あるいは気持ちのよい」と思う側に、息を吐きながらゆっくりとひねります。いい気持ちのところでゆっくりもどします。

これを3～5回。

〈チェック〉

反対側にひねってみて、いまいちだったら、もう2、3回。

合掌した手を左右にひねる

〈テスト〉

❶手を合わせ、前に伸ばします。

❷その手を、そのまま、ゆっくり左にひねります。

❸（以下78ページ）そのとき、合掌した手の位置は下がり気味になり、重心は左足にかかります。ゆっくり元にもどします。

❹今度は、右にゆっくりひねります。そのとき、重心は右足にかかります。

どちらが「快」か「不快」か、しらべます。

両方とも「不快」ならばやめます。

両方とも「快」なら、する必要はありません。

〈ヒズミを正す〉

楽だ、気持ちよい、「快」のほうへ合掌した手をひねります。ゆっくり息を吐きながら……。ひと息吸って、もどすときにも、ゆっくり息を吐きながら……3〜5回。

〈チェック〉

反対側にひねってみて、いまいちならもう2、3回、繰り返します。

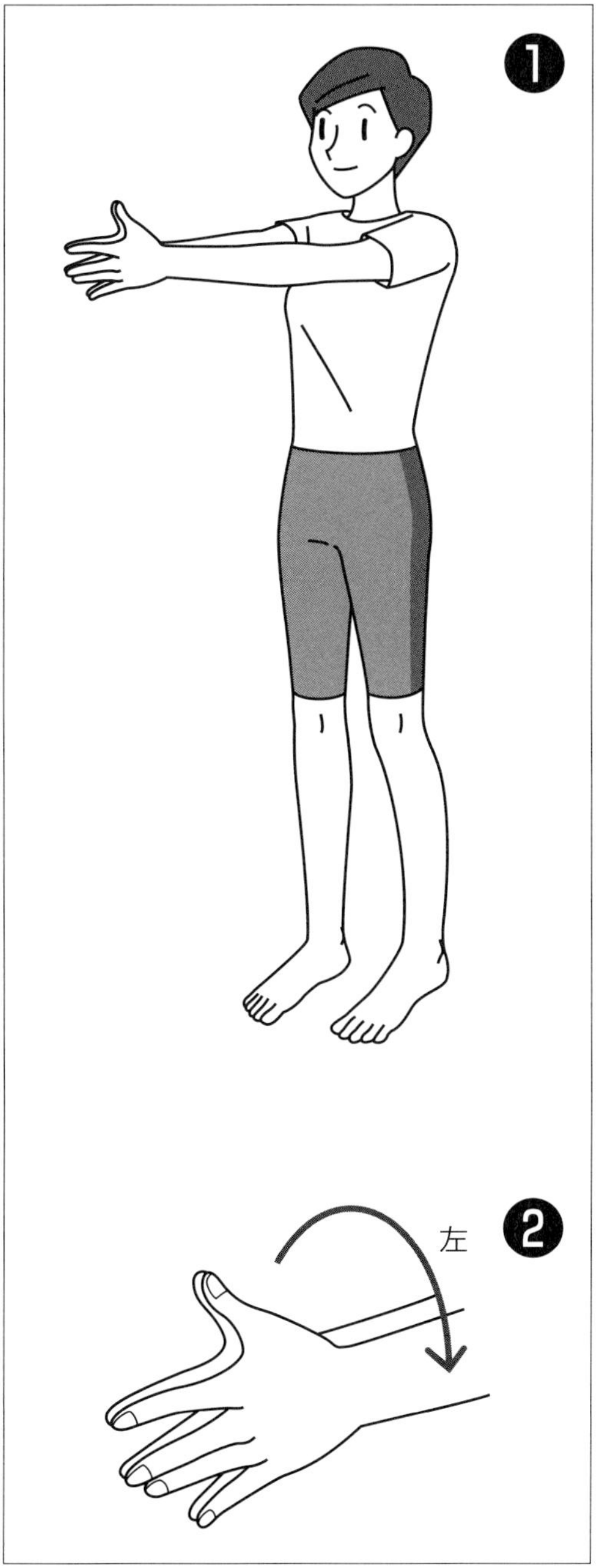

合掌した手を左右にひねる

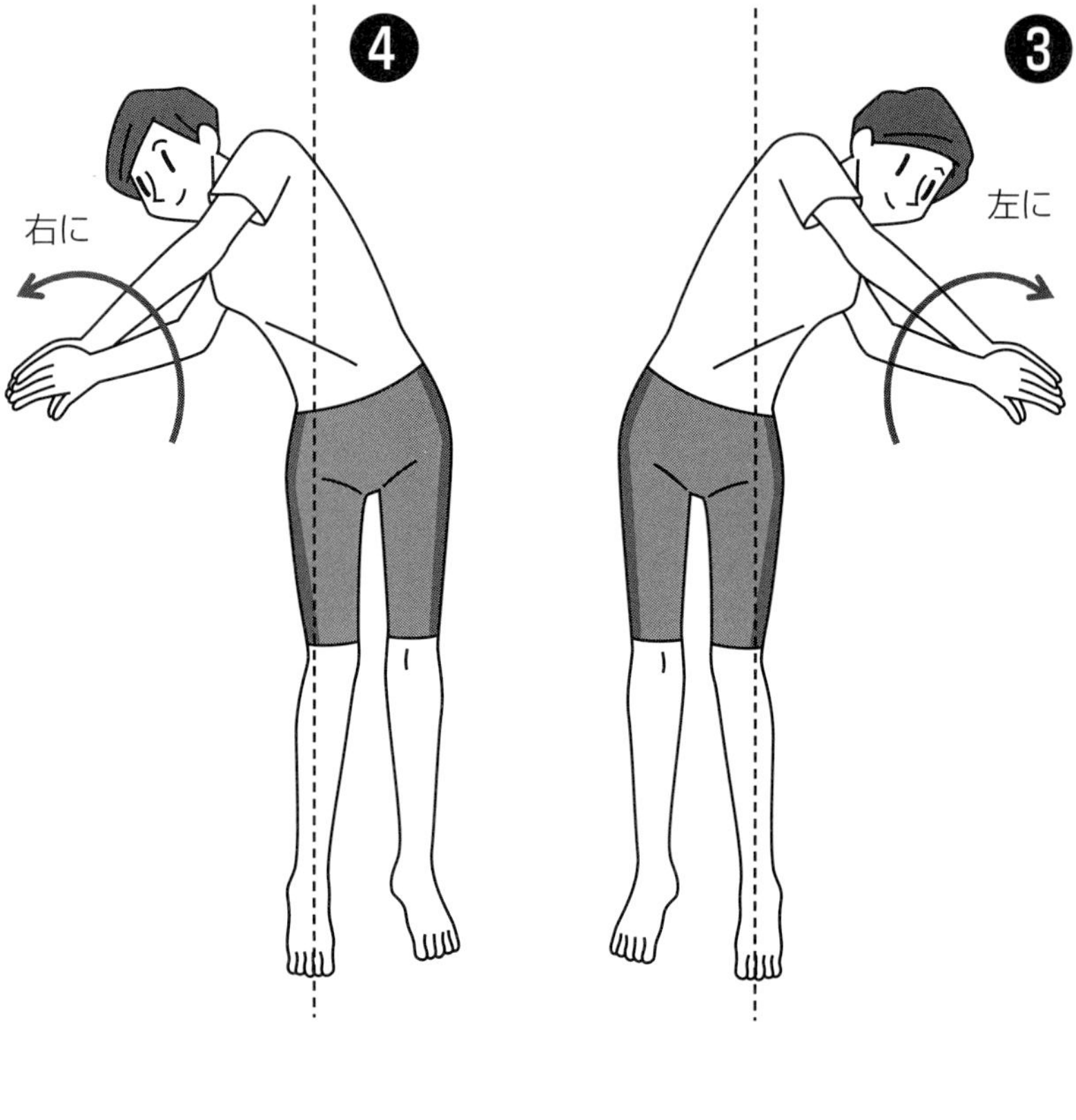

ひねる方向の足に重心を載せる

前かがみ

正面を見、足を腰幅に開き、首、肩、腕の力を抜いて自然体で立ちます。両足はなるべく平行にします。なるべくというのは人によってつらい場合があるからです。

〈テスト〉

操体法はストレッチとはちがうので、ヒザをゆるめてもかまいません（次ページ図）。

腰からゆっくり前に曲げていきます。

どこかに痛みや緊張感などがあったら禁止です。

ヒザはゆるめてよい
腰幅に開く
足はなるべく平行に

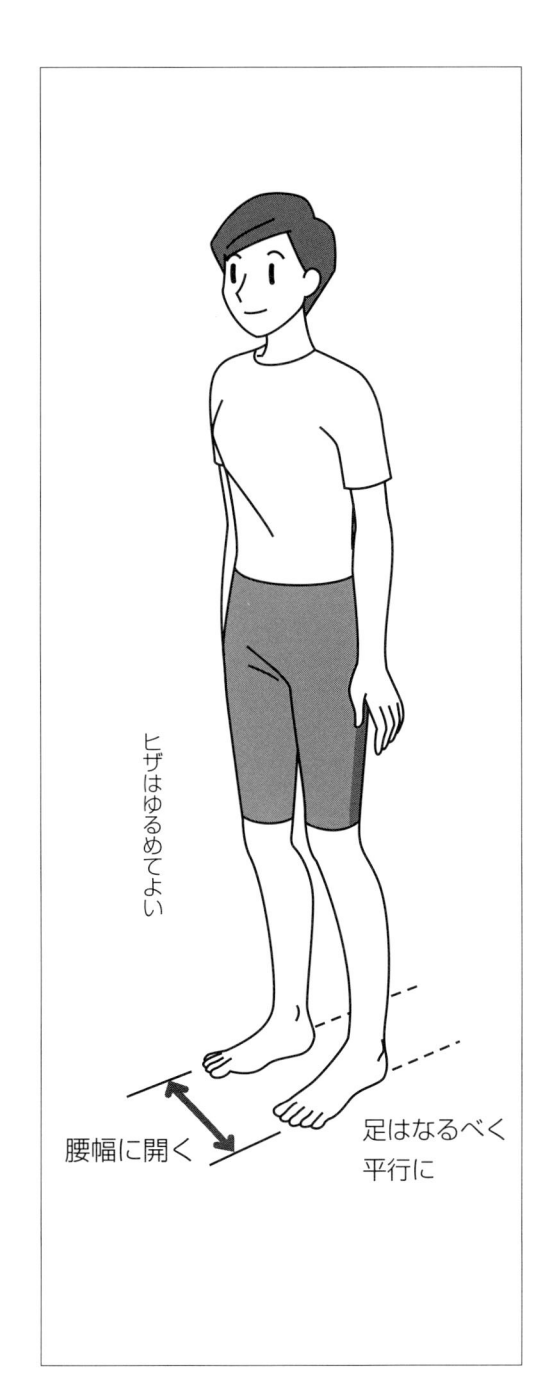

〈ヒズミを正す〉

〈テスト〉で痛くなかった場合、A図のようにゆっくりと腰から前かがみを始め、息を吐いていきます。すると「何か」が背中、肩、首へと連動していきます（①→②→③）。気持ちがいいな、と思ったところで、息をスッと吸い、その息を吐きながら、B図のように頭からゆっくり上げ、（①→②→③の順に）元の立った姿勢にゆっくりもどします。これを3～5回行ないます。

〈チェック〉

後ろ反らし（次の項目参照）を行なってみて、いまいちだったら、もう2、3回。

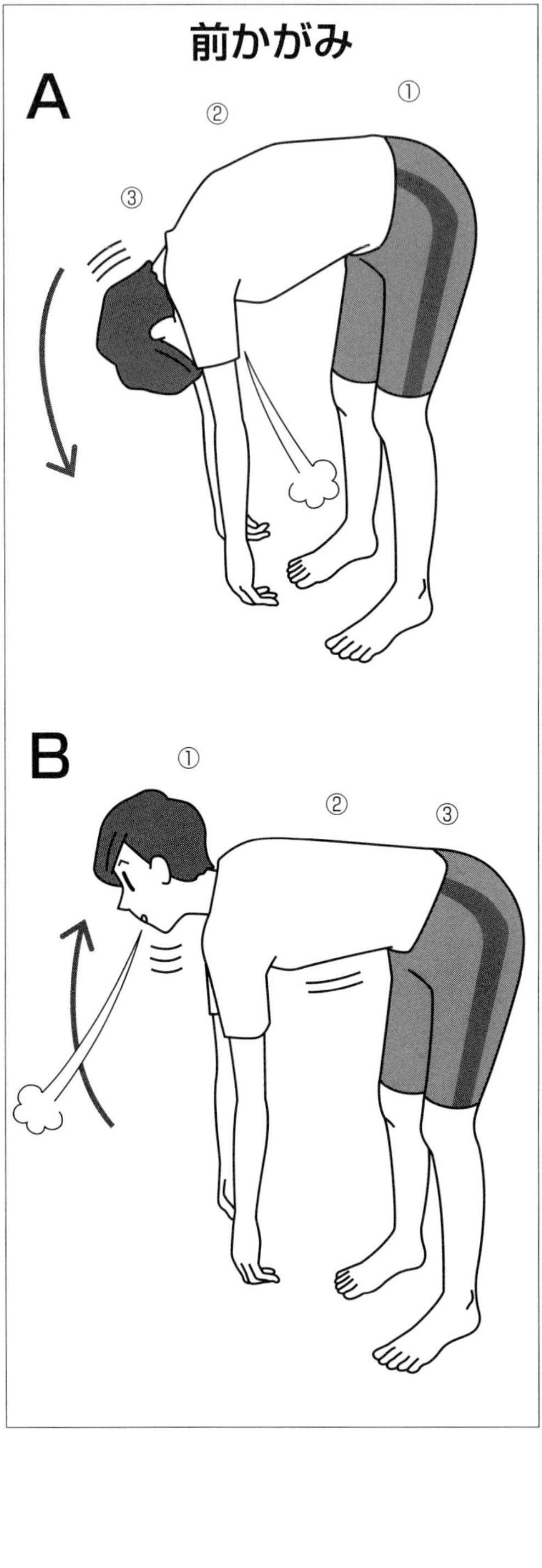

後ろ反らし

〈テスト〉

❶正面を見、足を腰幅に開き、両足をなるべく平行にして立ちます。腰に手を当ててリラックスします。

❷次ページのようにゆっくり、後ろに反らせてみます。

ヒザはゆるめ、おなかを突き出すようにして。どこかに痛みや緊張感などがあったら禁止です。

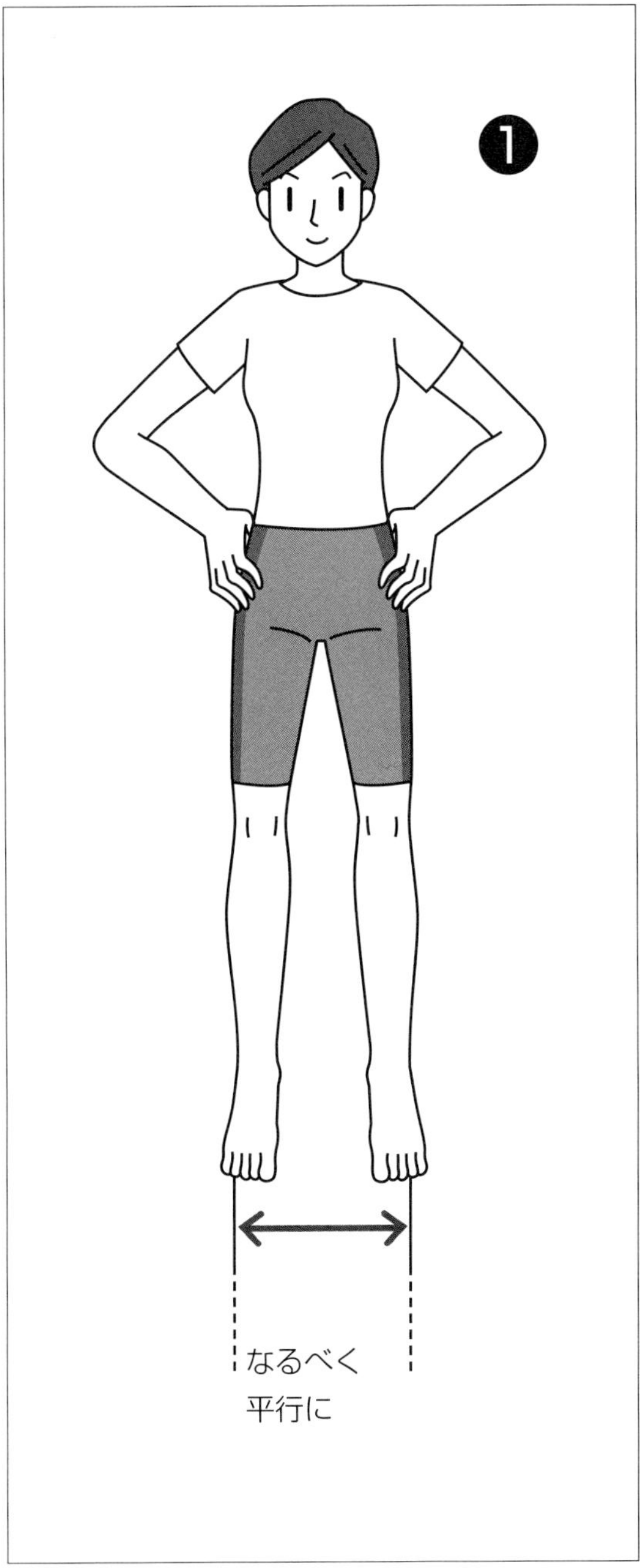

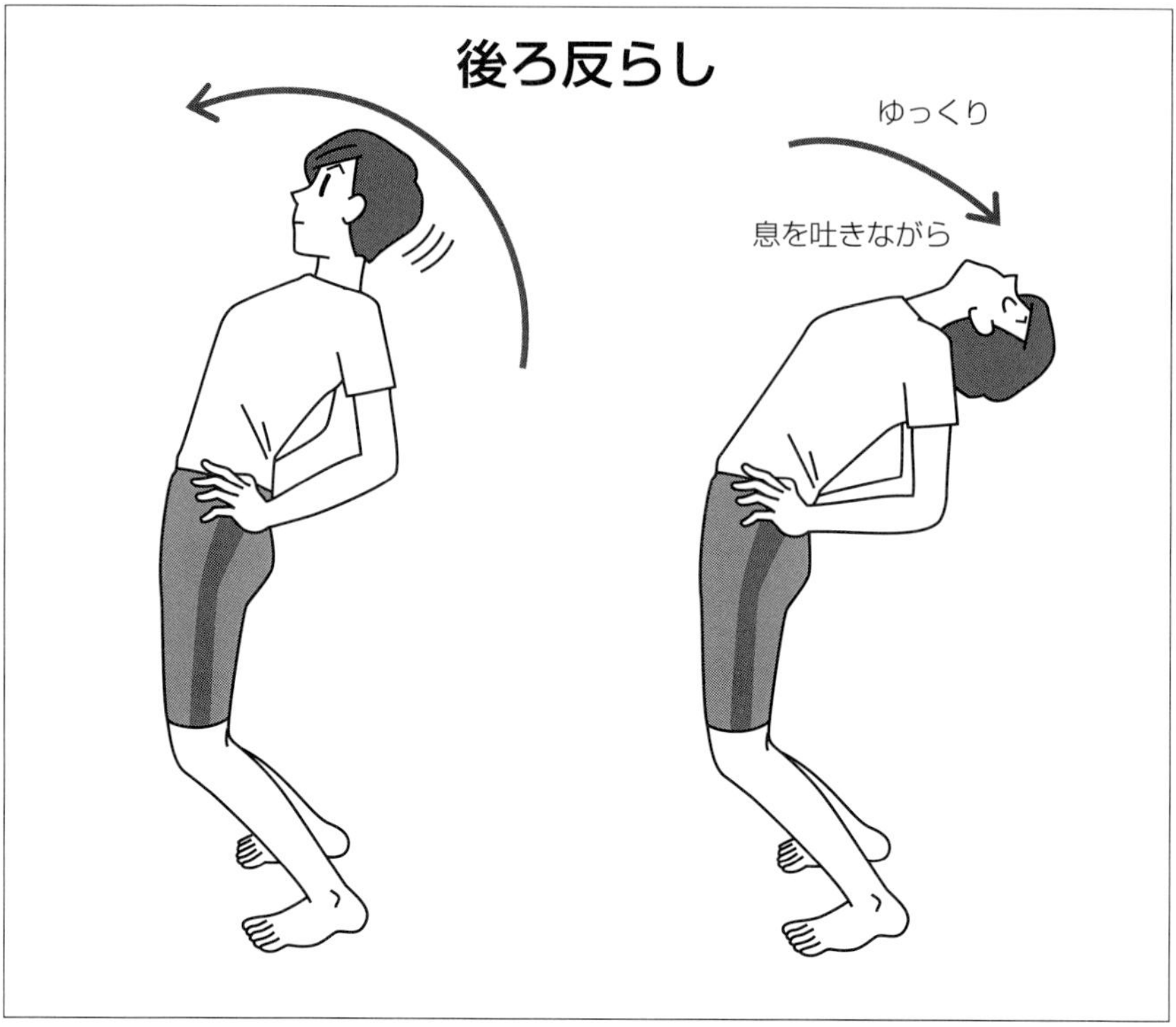

〈ヒズミを正す〉

❶〈テスト〉のときと同じ姿勢で立ちます。

❷息を吐きながらゆっくり後ろに反らしていきます。ヒザをゆるめ、おなかを前に突き出すようにして……。筋肉が連動していき、気持ちのよいところまで反らします。

❸そこでひと息吸って、ゆっくりと息を吐きながら頭から首、背中、腰と起こしていき、元の姿勢にもどします。3〜5回。

〈チェック〉

前かがみ（前の項目参照）を行なってみて、いまいちだったら、もう2、3回。

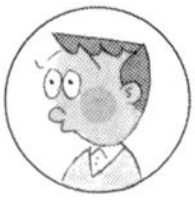

サトウ「はじめのころ、ぼくは前かがみがいいのか、後ろ反らしがいいのか、よくわかりませんでした」

先生「前かがみは、おシリの横が痛いとおっしゃっていましたよ」

サトウ「そうです。それで後ろ反らしをやったんです。ぼくの場合、首も腰もコチコチで、電信柱を3度くらい後ろに傾けたようなものです。先生が、もっとおなかを突き出せ、ヒザをゆるめて、とおっしゃるので、ゆるめすぎたんですよ」

先生「そうしたら、ヒザが痛くなったのでしたね。腰は痛くないですか」

サトウ「このごろはなんともないです。たまに少し痛いときもありますが、そのぐらい、2、3種類の操体法を組み合わせてやると、消えますね」

先生「ウーン。さすが。ここに来られるようになってもう、1年半を超しましたものね」

サトウ「前かがみの〈テスト〉をすると、今、腰やおシリのどのへんが、不快か、すぐわかりますね」

先生「なるほど。そこが大事なんです。ヒズミのある位置はいつも同じ場所じゃないですからね」

サトウ「そこを見つけて、すぐに自分で治せちゃう。宇宙船みたいにシュウ、シュウと微調整しながら、生きていく……。ちょっと孤独な一人ぼっちの操体法……」

先生「奥さんに手伝ってもらえばいいじゃないですか」

サトウ「こわされるかも（笑）」

先生「たしかに、ヘタに加圧されるよりは一人でやるほうがよいのですが、そのうち安全なのを二つ三つお教えしておきましょう」

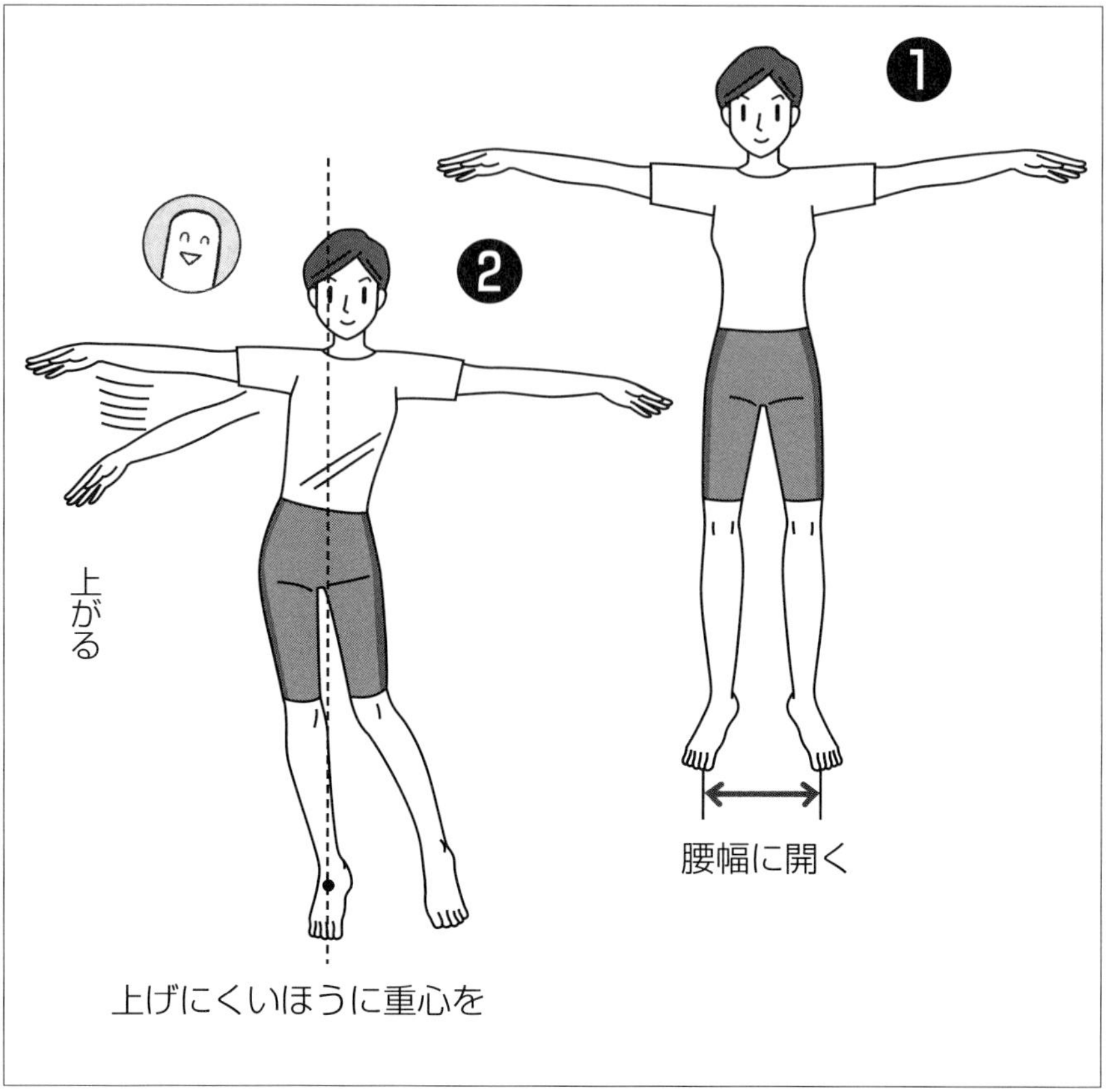

両手水平上げ

足を腰幅に開き、腰と背骨を伸ばして立ちます。目は正面の一点を見つめます。

〈テスト〉

ゆっくり静かに両手を水平に上げます。

❷片方が上げにくい人の場合は、重心をその上げにくいほうの足にかけるとよく上がるようになります。

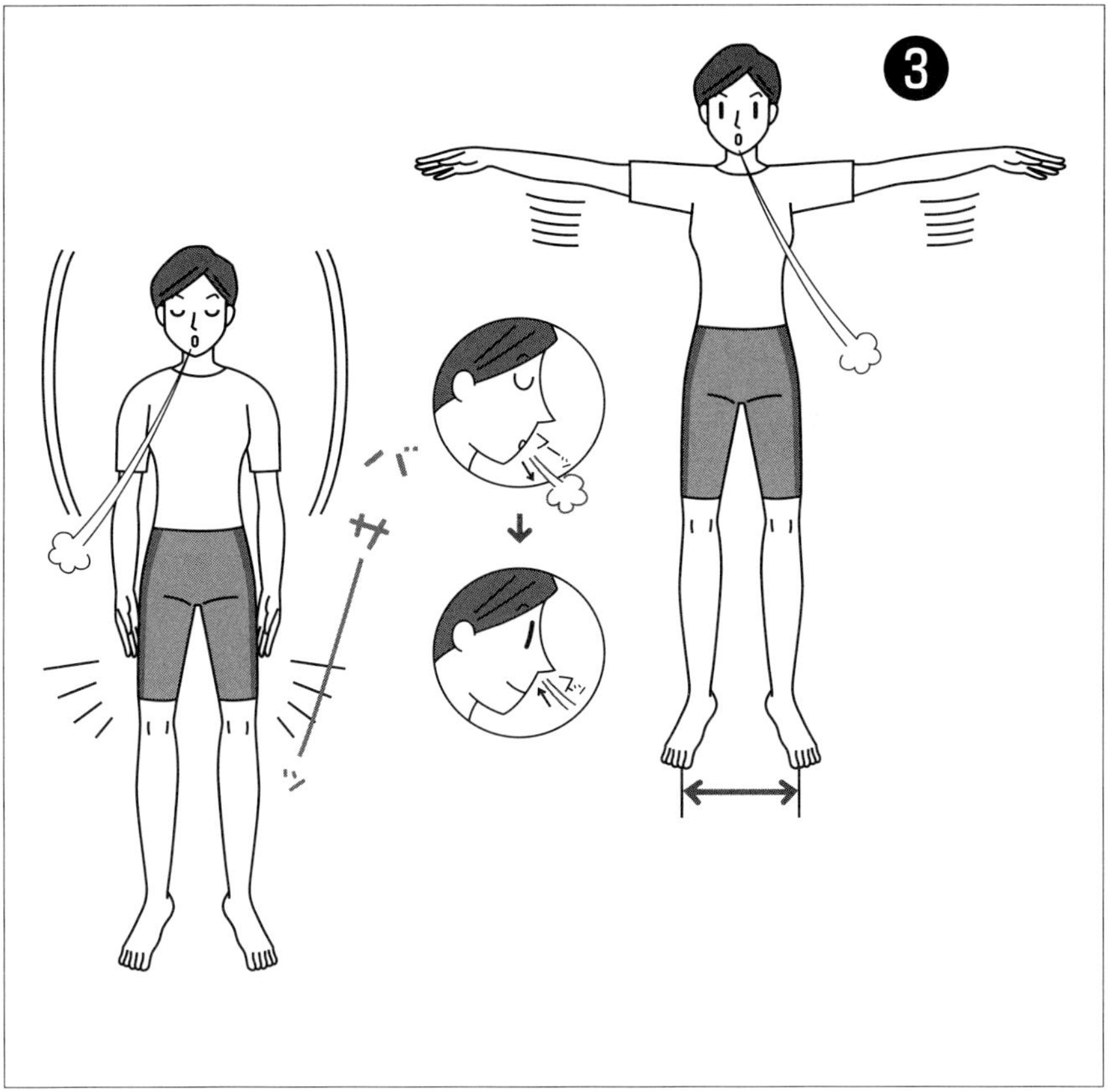

〈ヒズミを正す〉

❸ゆっくり静かに息を吐きながら、両手を水平に上げます。

上げたら、息をひと息スッと吸って、バサーッと両手を下ろします。3〜5回。

〈チェック〉

不要。

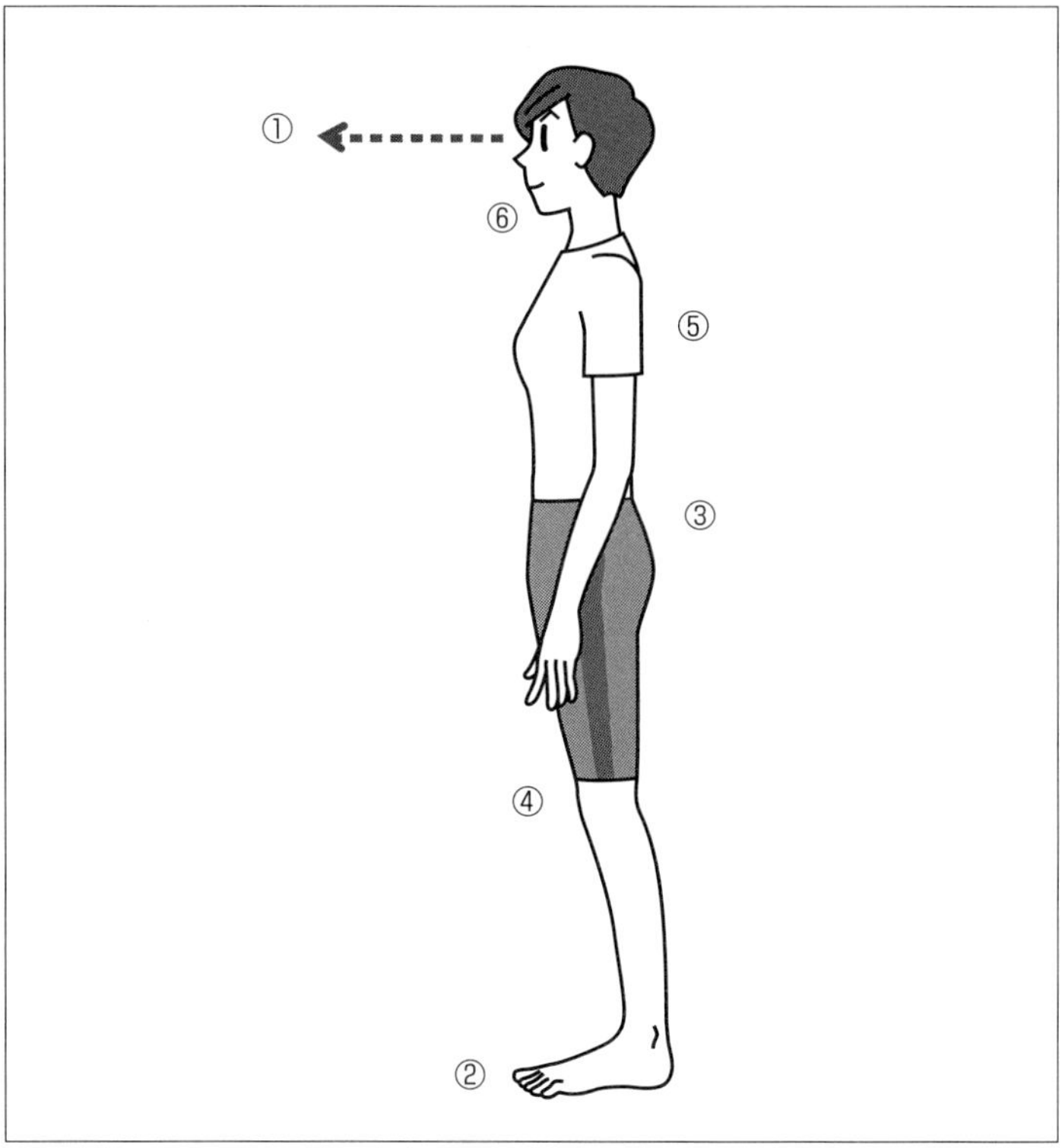

操体法の骨格体操

操体法には骨格を正しくするための足踏みがあります。ただし〝はずみ〟をつけてはいけません。

〈姿勢〉

①前方の一点を見つめ、
②両足をぴったりつける。
③おシリをぐっと後ろに引き、
④ヒザを伸ばし、
⑤背骨を伸ばす。
⑥アゴを引く。

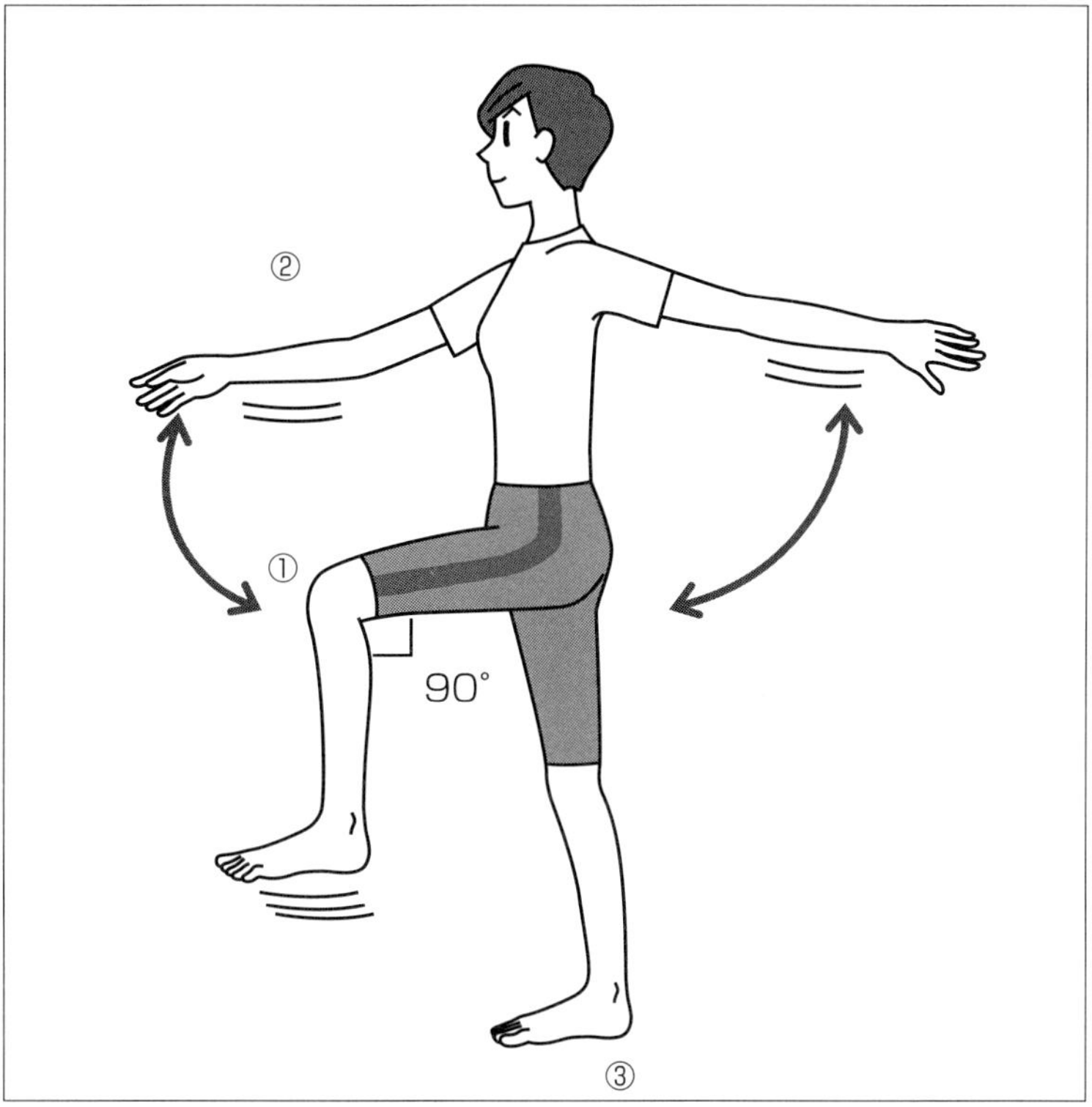

〈動き〉

①ヒザを直角になるほど高く上げ、

②同時に手も前後に大きく振る。前方は肩の高さまで上げ、後方には自然に振れるだけでよい。

③足ウラが床に平らにつくようにドンと踏む。

着地した足裏が完全に床面についてから、もう一方の足を上げるようにして、重心の安定をはかることが大切。

これを交互に30回くらい。中級マンションの2階以上にお住まいの方はお外で。

〝遠距離通学〟

生徒のページ

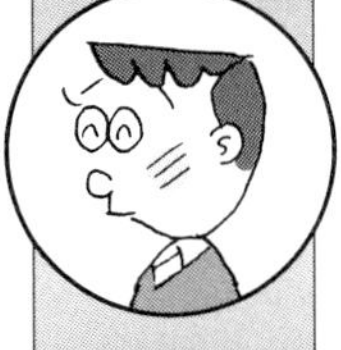

(2)

サトウ サンペイ

先生にしてもらう「ストン系」

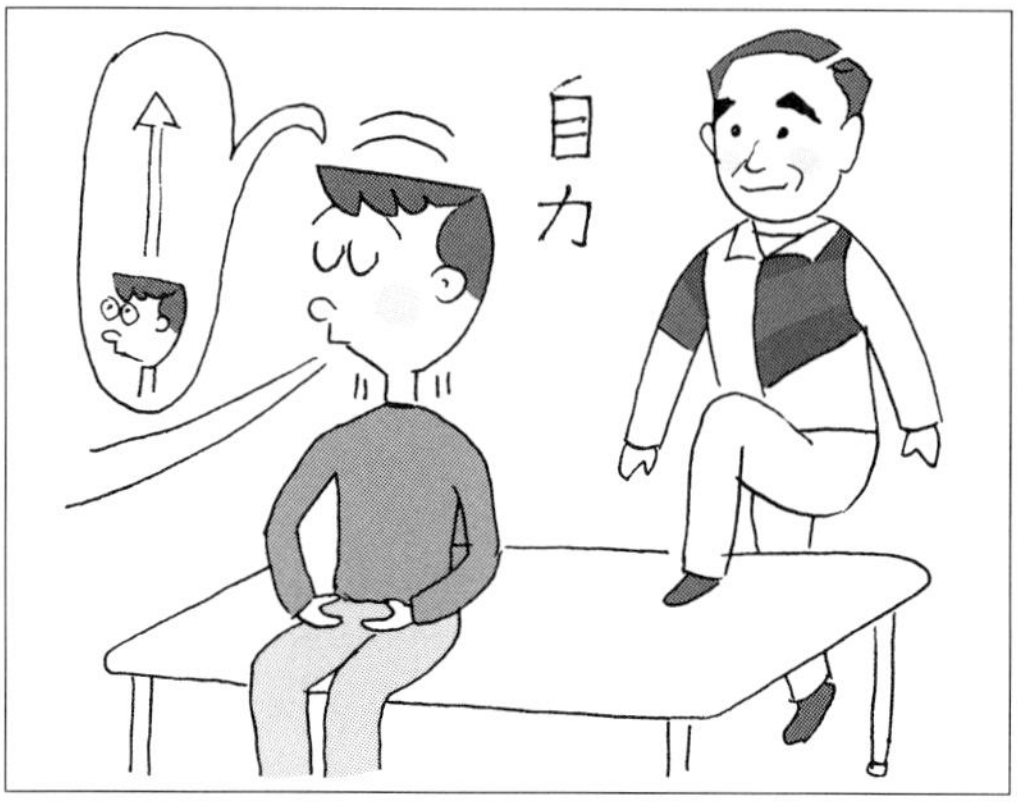

関節は操体法のスイッチ

さて、人間の関節が動くのは、次の8方向である、と佐藤先生に教えてもらいました。ウーン……、これも聞かなければ、案外、一生気がつかずに終わったことでしょう。左ページの福井さんの絵は、右足クビの動かし方の一例ですが、体中のどの関節もこのように8方向に動くのです。

①②の内側・外側曲げ、③④の反らしと伸ばし、⑤⑥の内側・外側ひねりは一人でやれます。⑦⑧は一人ではできません。関節を押したり、引っ張ったりするので、他人の力が必要です。しかし、先生は、「一人でやる操体法」では、①から⑥までで十分だ、といわれます。

この本の最初に紹介した「足のカカト突き出し」は、

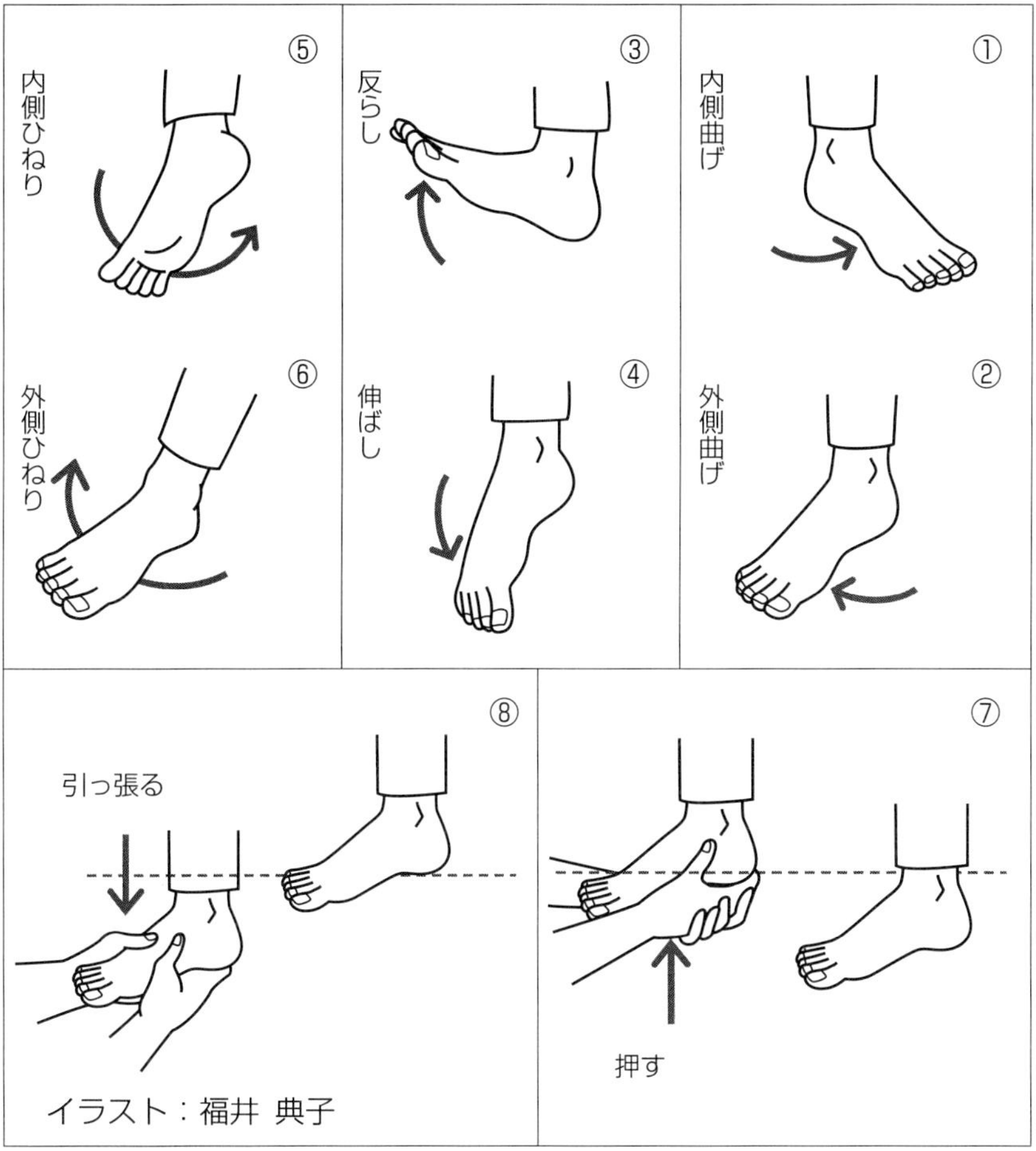

⑧に近い動かし方が一人でできる例外でしょう。

操体法はこの八つの方向に関節を動かして、ヒズミを正すのですから、関節は操体法のスイッチだと思います。

今まではゆっくりゆっくり行なう「ゆっくり系」でしたが、操体法には「ストン系」とでもいうものがあります。

私は首がこっているので、今までにいろいろな人から、「アゴを少し引いて、頭のてっ

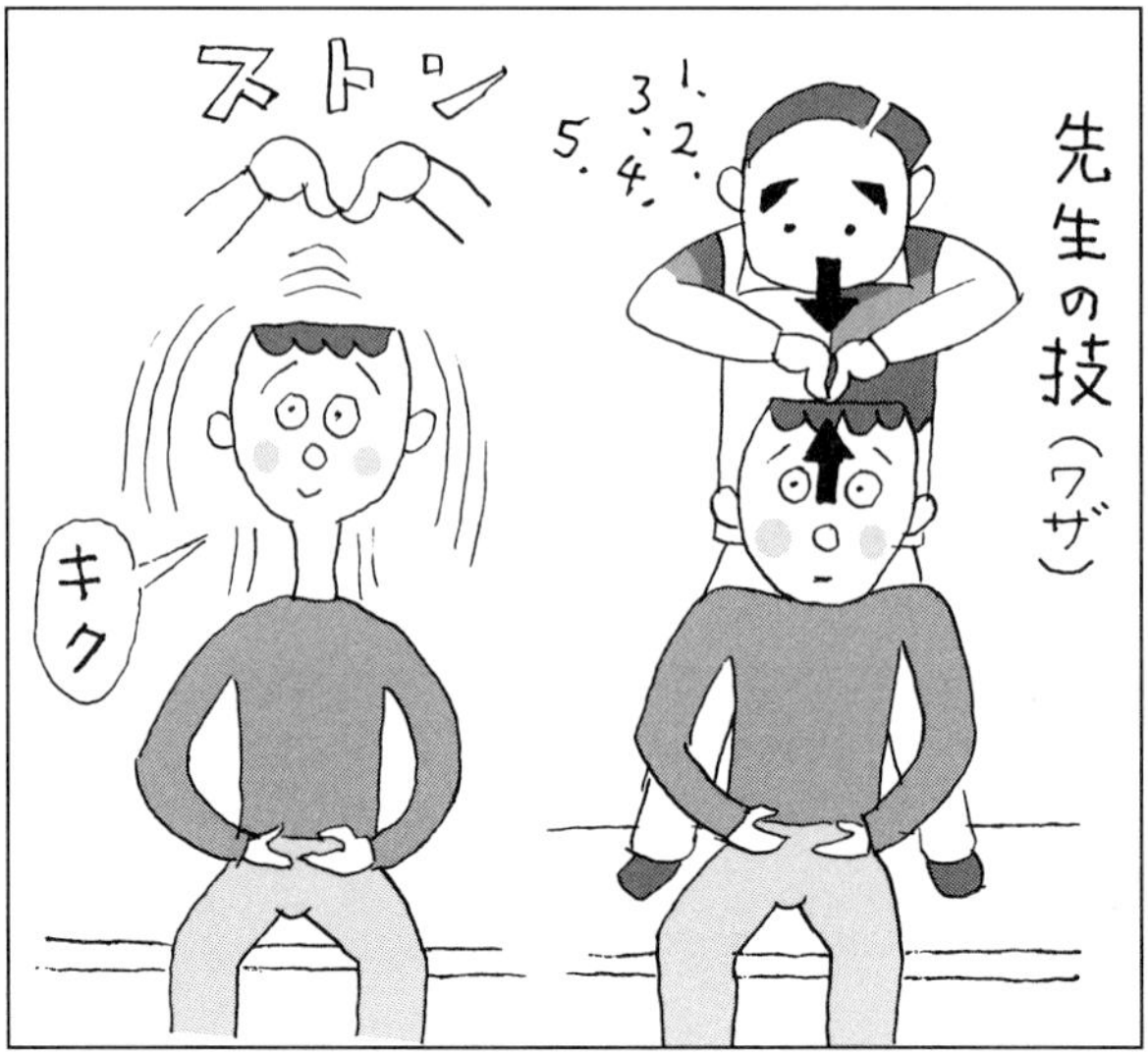

ぺんを天に引っ張られるように伸ばすといいわよ」などと、よくいわれました。
　鏡を見て行なうと、腕、背、首、いくら伸ばしても2ミリか3ミリぐらいしか伸びていないような気がします。でも、先生は息を吐きながらゆっくり5、6回するとよい、と教えてくれました。これは一人でする方法です。
　そのうち、先生が、台の上に上がられ、頭のてっぺんのちょっとくぼんだところ、ツボ学系では「百会《ひゃくえ》」という場所でしょうか、そのあたりを両親指で軽く押さえられ、体を伸ばしてみよ、と命じられたのです。先生は下へ、私は上へと、力が釣り合います。5秒ぐらいでしょうか、先生が突然、「ストン」といって手を離され、こちらもストンと力が抜けました。これを3回すると、首がすごく楽になり、びっくりしました。
　先生が「奥さんにやってもらいなさい」とい

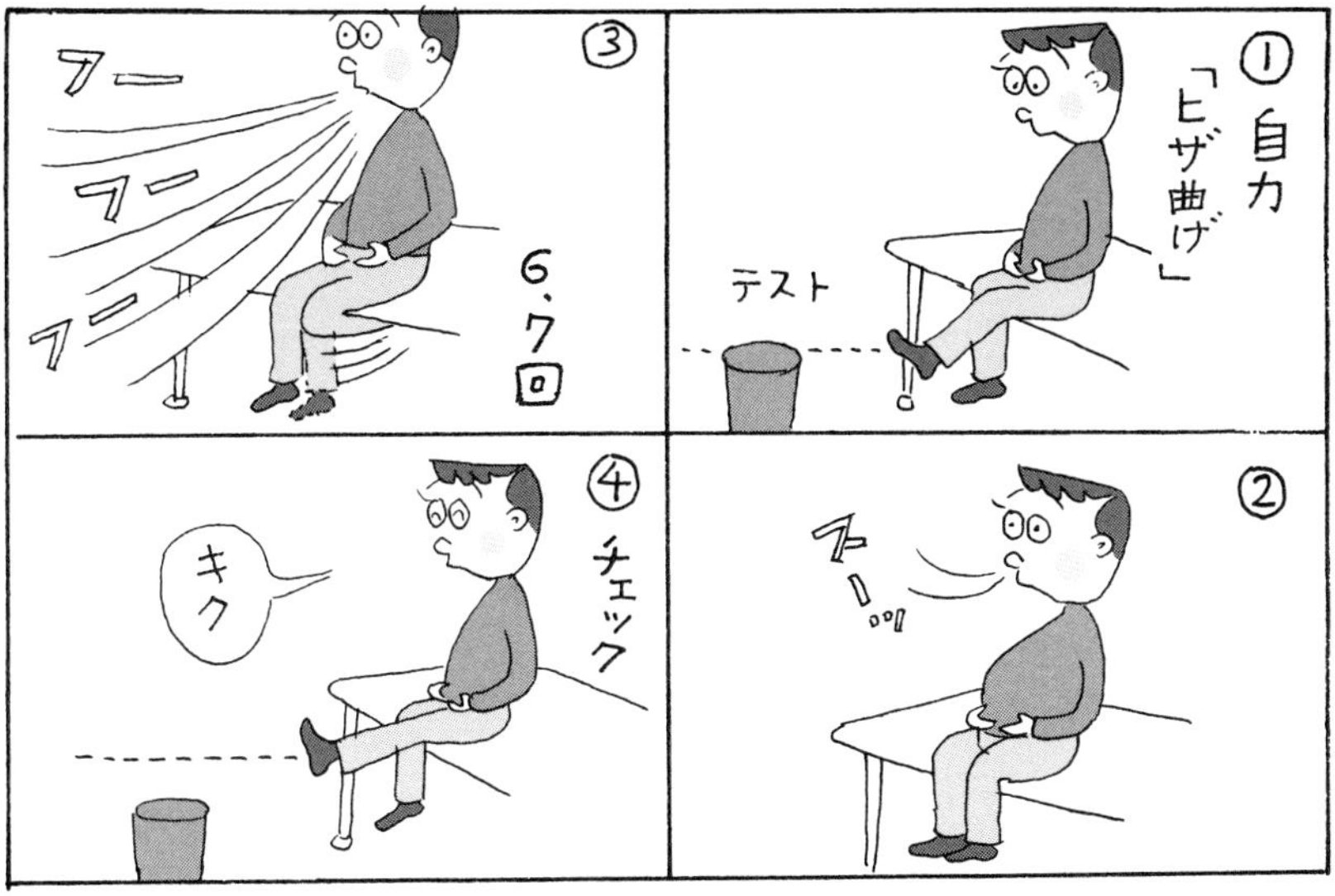
①自力「ヒザ曲げ」
テスト
②
スー…
③
フー
フー
フー
6,7回
④チェック
キク

われたのはこういうことです。

　で、一度だけ奥さんにやってもらったんですが、角度も力もちがうんですね。やはり、先生のようにはいきません。首は大事なところです。こわされないうちにやめてもらいました。

　仙台に行くと、先生がそういうふうに少し加圧されます。その効きめと一人ぼっちの効きめとを（64ページ）のヒザ・曲げ伸ばしの例で見てもらいましょう。

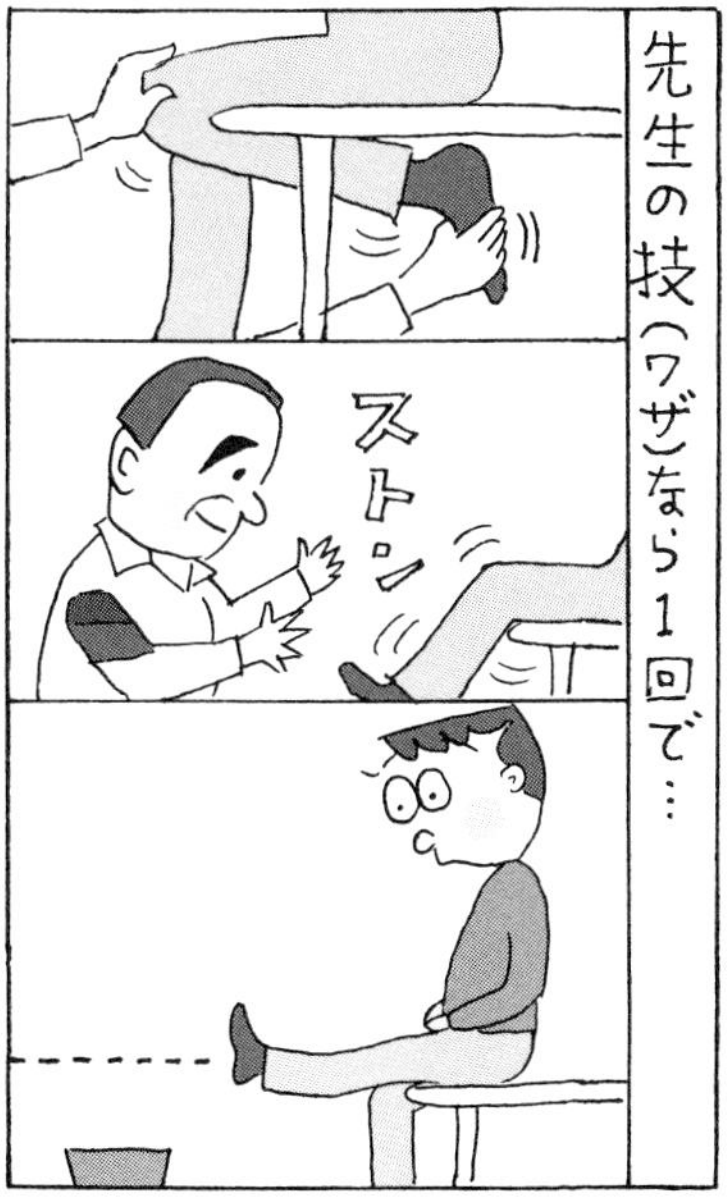
先生の技(ワザ)なら1回で…
ストン

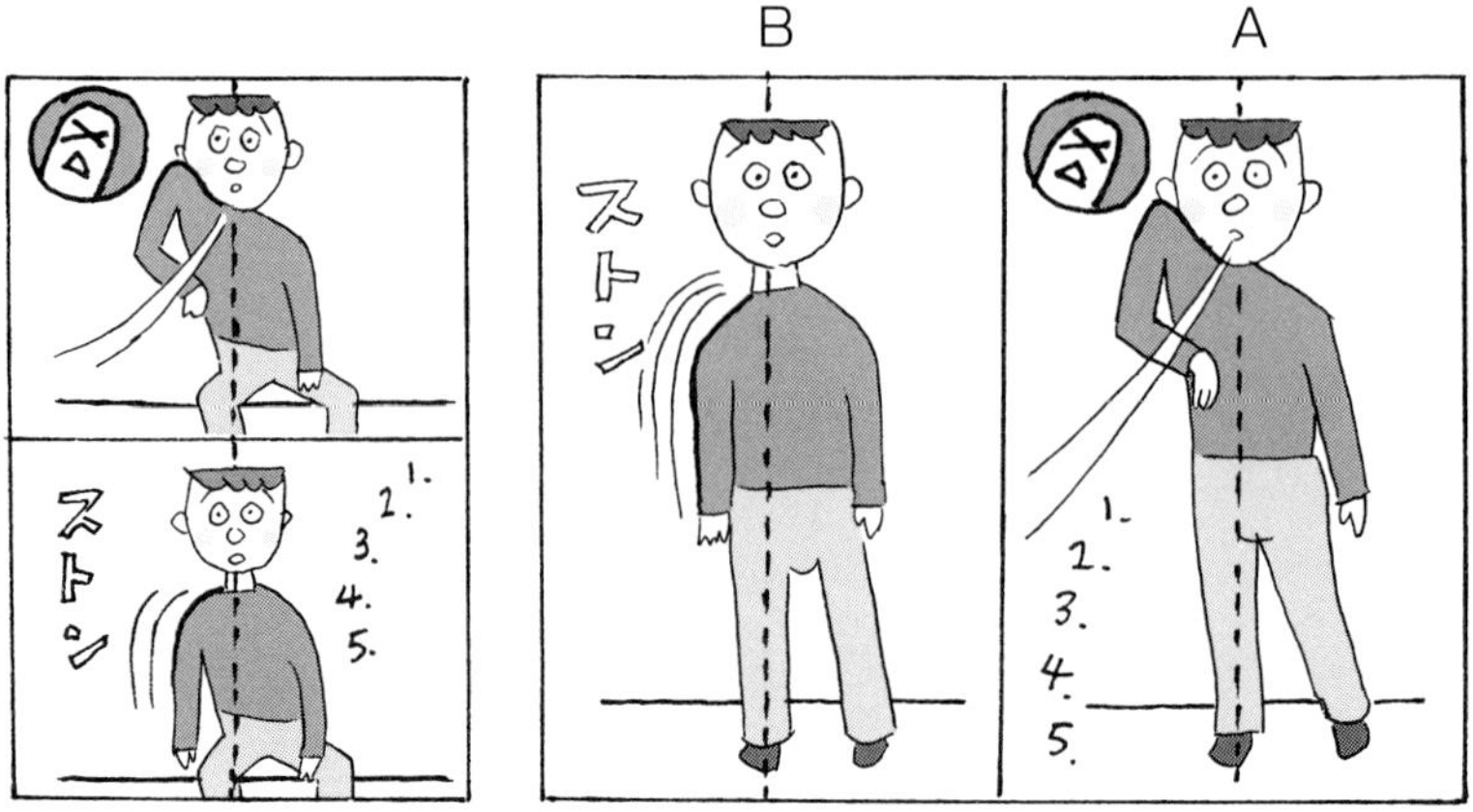

一人でできる「ストン系」

私が習った、自分一人でやれるストン系を二、三紹介します。

これもやりすぎてはいけないことは、もちろんです。

ふだん、先生に「ドコソコが痛いとき、ドコを動かしたらよいですか？」と質問すると、「ドコを動かせばドコが治るというものではない。何度いったらわかるんですか……」と、ご機嫌がわるくなります。それなのにこの「ストン系」だけはちがいます。次の二つは明らかに目的があります。

片側の肩コリ

〈テスト〉

左右どちらがこっているかをテストしたうえ、こっているほうの肩を使います。

〈ヒズミを正す〉

右肩がこっているときは、立っていても、腰かけてもかまい

ませんが（右ページの絵参照）、
①重心をこっている右に置いて（A図）
②息を吐きながらゆっくり
③右の肩を耳にくっつけるような気持ちで上げていきます。と同時に
④左の肩を下げていきます。
5秒ほどして、自分で「ストン」といって、一気にもどします（B図）。3〜5回。

再びチェックして、いまいちであっても、これは何回もやらないほうがよいと思います。左肩がこっているときはこの絵の反対です。

両肩コリ

これも立ちポーズ、腰かけポーズ、どちらでもかまいませんが、こんどは

重心が中央です。
息を吐きながら、両肩を耳にくっつけるよう

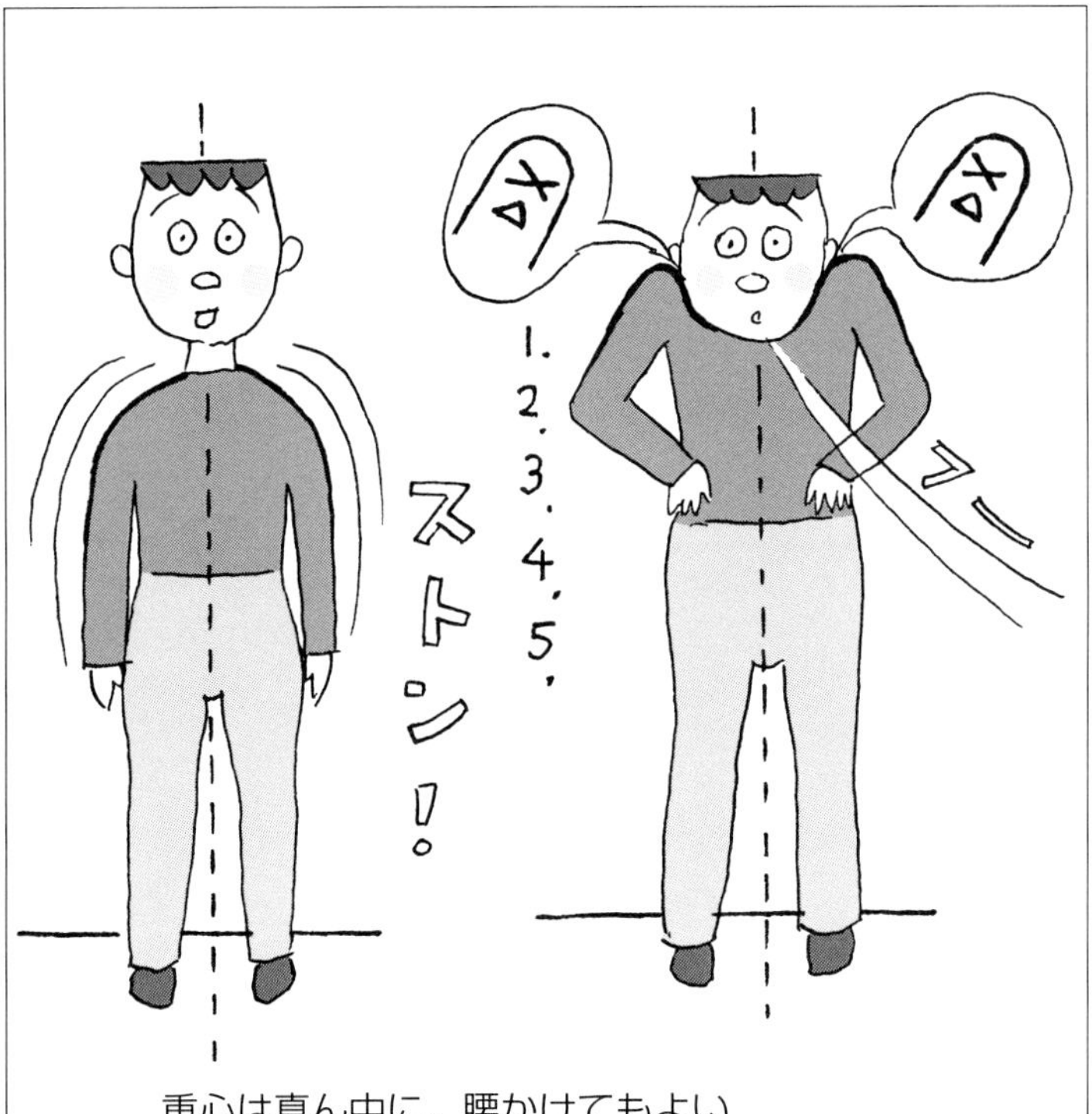

重心は真ん中に。腰かけてもよい

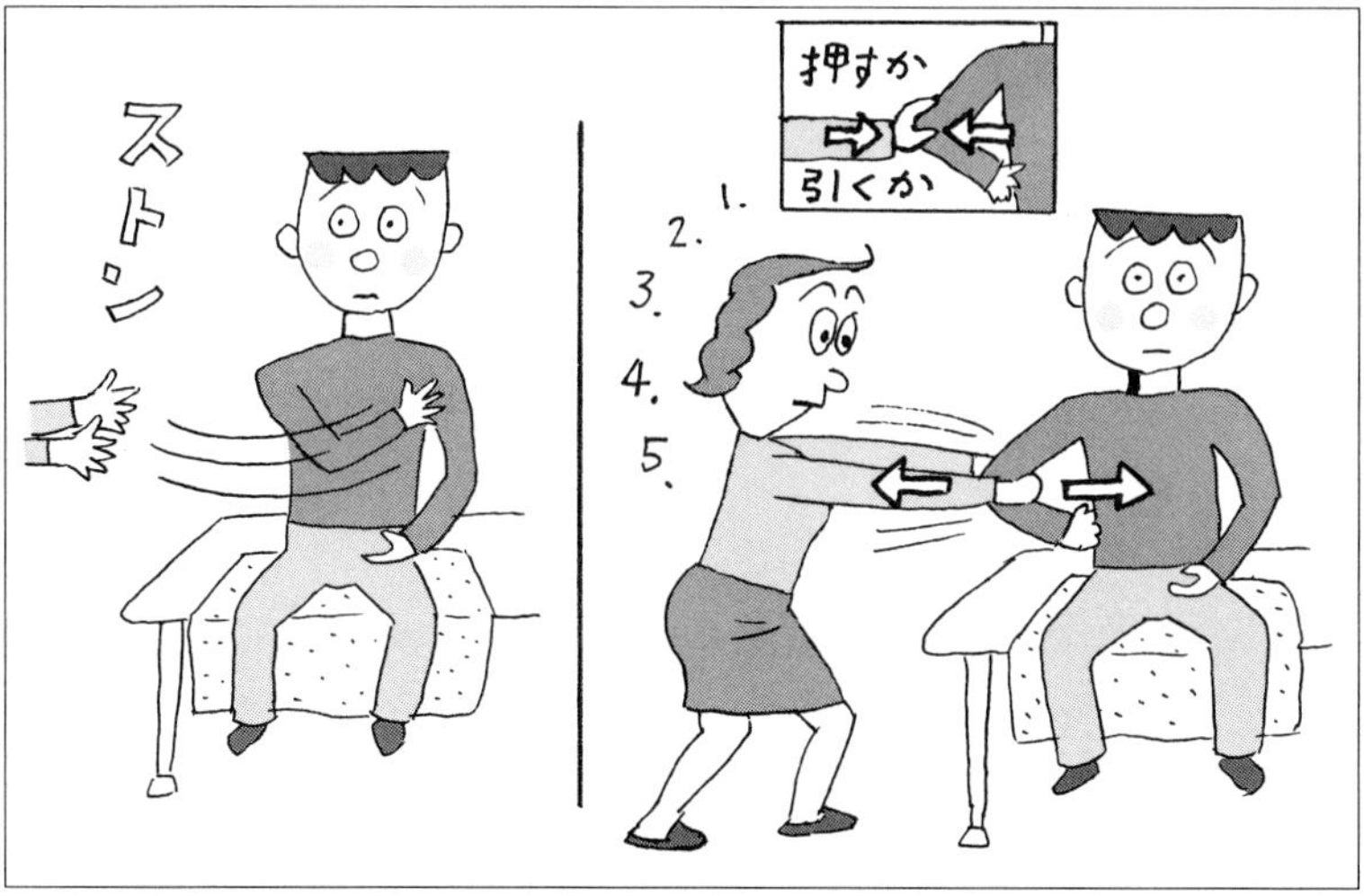

な気持ちでゆっくり上げていき、5秒後「ストン！」といって下げます。これを3～5回行ないます。あまり力を入れすぎて「スットーン!!!」と下ろすと、経験上よくないです。「ストン！」または「ストン」ぐらいがいいです。

これも3～5回。チェックしていまいちなら、もう2回とか、3回とか。

お手伝いの要《い》る「ストン系」

首の右側が痛かったとき、先生が「これは安全だから、奥さんにやってもらいなさい」と、いわれました。まずテストです。首が痛い側のヒジを真横に「押すか引くか」してもらいます。私は引くほうが気持ちよかったので、「ストン」を3、4回やってもらいました。すると、先生のときほどではありませんが、首がすっきりしました。首の反対側が痛いときは反対の腕を。

この「ストン系」のことは、橋本敬三先生のご著書『誰にもわかる操体法の医学』に書かれています。

自力調整法――自然治癒の姿勢を自らとらせる

橋本　敬三

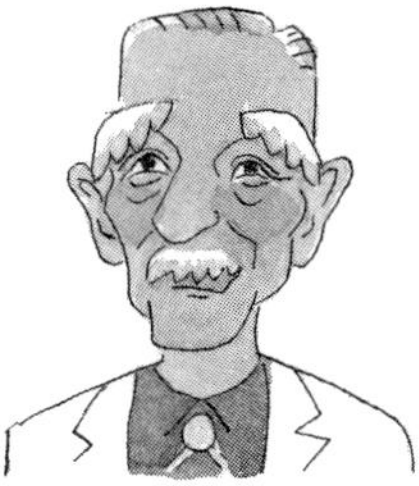

私が今まで申しのべた考えは、すべてが私自身の創案ではない。ただ考えをまとめてみただけであって、かかる考えを生み出す元になった発見が、大正の末期に、天才高橋迪雄《みちお》氏によってなされたことをご紹介せねばならぬ。

それが次にいうところの「自力調整法」である。骨格のゆがみを矯正するにあたり、その「自然治癒の姿勢」を自らとらせる。そして運動自体の力を利用して、これを成功させようと云うのである。

つまり、歪んでいるところを、正しい元の姿になるように軟い（ゆるい）力を入れさせる。この際、体の他の部分は、できるだけこれを妨げないような姿勢をとらせる。つまり、無駄な力を入れさせないようにする。

このようなゆるい力を数秒入れさせておき、充分矯正されたその瞬間、急に脱力させるのである。そうした時は、ヒズミは正体にもどったまま、その位置におさまってしまう。

脱力が瞬間的なほど効果的であって、いくら矯正位置をとらせても、徐々に力を抜けば、元の不正どおりになってしまう。

これだけの原理である。

（『誰にもわかる操体法の医学』より。一部加筆）

仙台まで来るのはたいへん

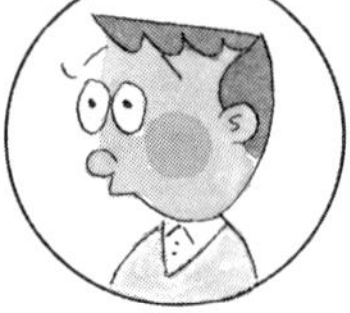

サトウ「やはり、先生にやっていただく『ストン』のほうが、一人でやるよりよく効きます。10分ほどで、コリや痛みもとれ、顔色がよくなり、歩き方もよくなり、声まで透きとおるようになります。ほかにも橋本敬三先生のお弟子さんで、名人級が大勢おられるのではないですか」

先生「はい。何人かおられます」

サトウ「パソコンを使ってインターネットで調べたんですが、操体法を取り入れた治療院が、かなりの数、ありましたよ。また、そういう治療院から講習を受けた方へ免許状を出している店もあるようですね。操体法は免許制になっているのですか?」

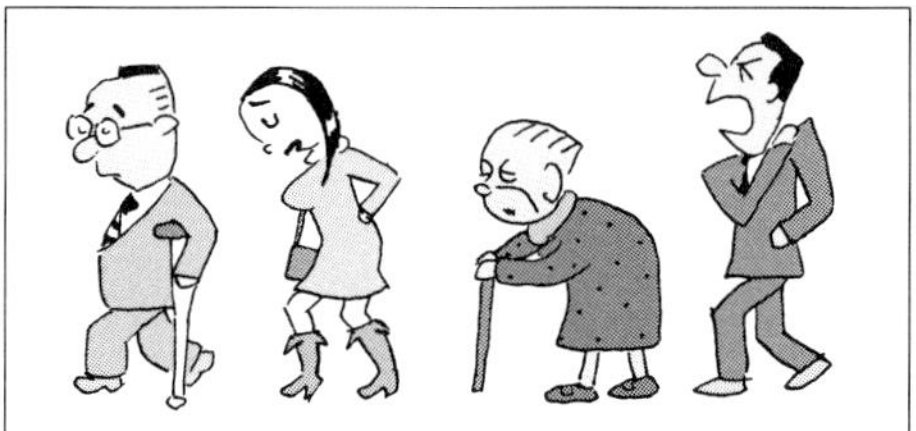

先生「いや、なっていません。橋本先生が、これは将来、人のために役立つから、だれが使

ってもよいように、と……」

サトウ「つまりオープン・ソース（情報公開）ってわけですね。そうすると、あまり上手でなくても、『ストン』がやれるわけですね」

先生「まあ、たまたまそういう人の治療を受けて、ひどくなり、私のところに来られる方もかなりいます」

サトウ「すぐ治りますか？」

先生「来られたときは、腰をこんなにかがめておられても、帰るときはスイスイと……」

サトウ「しかし、だれでも仙台まで来るのは、たいへんです」

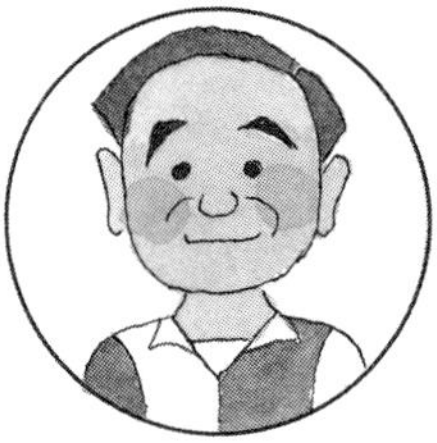

先生「だからサンペイ先生に、操体法がよくわかる本をマンガと文で書いていただけると……」

サトウ「いくらかはお役に立てるかもしれませんが、ゴルフの本を読んでも、ゴルフがうまくなれないのと同じようなものでしょう。読者の方だって、一度はよい指導者に会ってじかに指導を受けたいでしょうね。佐藤先生は創始者の橋本先生の一番弟子で、達人なんだからわかるでしょう、全国のよい治療院を推せんしてくれませんか？」

先生「いやあ。それは……」

座談会

操体法でなぜ健康になれるのか

背の高い石井先生の上品なスーツ姿は、一見着やせして見えたが、その内側には鍛え抜かれた筋肉がみなぎっているのを感じた。眉毛の濃い佐藤先生は、中肉中背の福相で、容色つややか、操体法による健康な体の見本を見ている感じがする。こちらはフニャフニャ、ボキボキの肉体を持ち、そのうえ、当日は寝不足のショボクレ目だった。（サトウ）

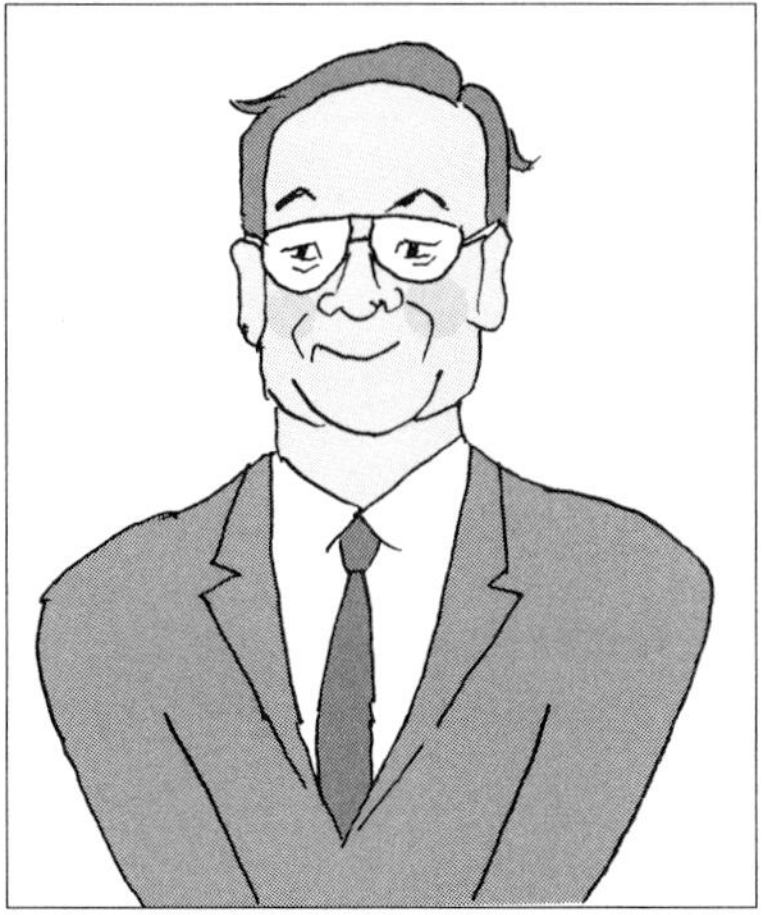

東京大学教授　石井 直方先生

ボディビルと操体法の出会い

サトウ　たまたまＮＨＫの教育テレビを見たら、「首の芯の直し方」という文字が飛びこんできたのです。もう番組の終わりかけで、その時、出演しておられる方が、石井先生だということをテロップで知りました。ほんの2、3分見ただけですが、どこかに操体法の空気を感じたのです。それで手帳にメモして、仙台に行ったとき、佐藤先生に見せようと思ったのです。

佐　藤　いや、あれにはびっくりしました。私がサンペイさんに、石井直方という東大の先生をご存知ですか、と聞いたら、手帳を出されて、ぼくが今いおうと思っていた人なんだ、とおっしゃいましたね。

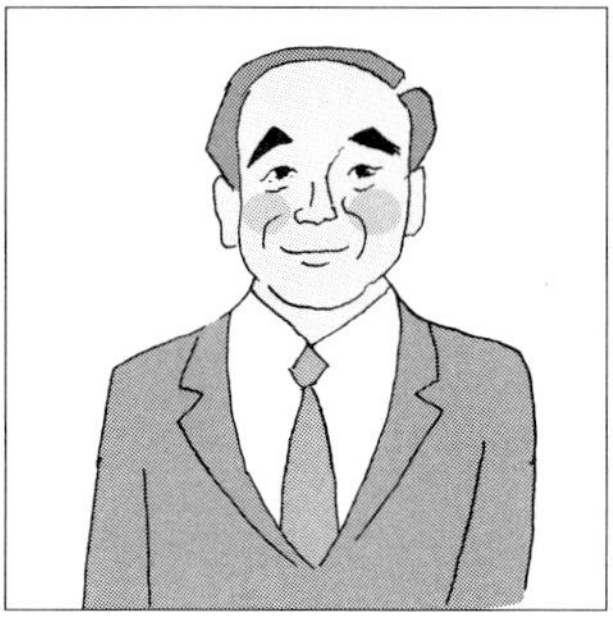

仙台の佐藤 武先生

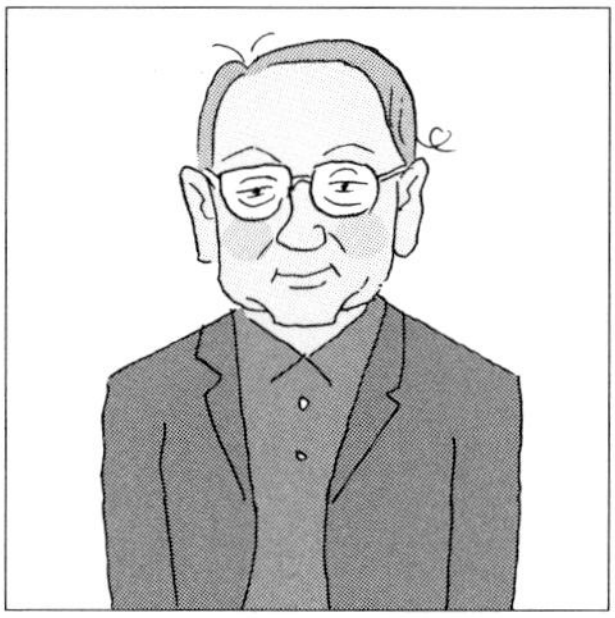

漫画家　サトウ サンペイ

サトウ　そうなんです。ぼくはインターネットで調べて、石井先生の著書も2、3冊メモしていたのです。これは何か、神様がアレンジメントしてくれてるぞ、って……。石井先生とは以前からのお知り合いだそうですね。

佐　藤　私のボディビルの先生なんです。私は実際にボディビルをやるのではなく、指導者としての講習を受けたのです。

石　井　そうですね。十二、三年ほど前でしょうか。私が日本ボディビル連盟におりまして、ボディビルダーを育成する指導者を目指す方に、生理学や解剖学などを講義しておりました。そこに佐藤さんがいらしたんですね。

佐　藤　そのとき、私はボディビル指導者の資格と、ボディビル・コンテスト審査員の資格を取りました。

サトウ　なるほど。仙台の治療室には、ジムが隣接していますが、そのせいもあったのですね。当時は、石井先生がボディビルダーとして最も活躍しておられたころですね。

石　井　ええ。１９８０年にボディビルの大会で全国2位になりまして、さて来年は優勝を狙うぞというところで腰を痛めました。スポーツ診療所で精密検査を受けたのですが、重傷だから、もうボディビルはやめなさいといわれたんですね。私としては、翌年は優勝がかかってるわけで、諦めきれずに私のボディビルの先生である宮畑豊さん（東京ボディビル連盟副会長）に相談をしたのです。すると、操体法というものがあるからやってごらんなさい、といわれました。

サトウ　それで、重傷とまでいわれた腰痛が治ったのですか？

石　井　操体法を取り入れながらトレーニングを積んで、結局半年で腰も治り、大会で優勝できました。

サトウ　その後も、佐藤先生と石井先生との出会いが何度かあるそうですね。

「シルバー元気塾」

佐　藤　最近では、一昨年ですか、千葉県柏市で行なわれた講習会でご一緒させていただきました。

サトウ　それはどんな講習会ですか？

石　井　埼玉県の三郷市が主体で行なっている「シルバー元気塾」というものがあります。シルバー世代の健康促進のための集まりなのですが、現在受講生が千人います。

サトウ　ほう、それが、千葉県の柏市へ広がったのですか？

石　井　いや、柏市で行なったのは、「シルバー元気塾」全体の指導をしている宮畑先生（前出）が、柏市の総合体育館内にご自身のジムを持っておられるからですが……、この塾、あまりに規模が大きくなって、指導者が足りなくなったんです。それではと、受講生の中から、やる気のある方にボランティアで、指導者をお願いすることにしたわけです。

サトウ　皆さん、素人ですよね。

石　井　そうです。そこで講習会を開いて、生理学などの基礎知識を学んでいただいて、指導者を育成しているわけです。

「シルバー元気塾」で行なっている運動には、操体法を取り入れたものがありますし、操体法を広く知っていただきたいということで、佐藤先生にも講師としておいでいただいたわけです。

サトウ　千葉や埼玉はいいですねぇ。

「自力」で体を整える操体法

——(編集部) カイロプラクティックやストレッチなど、さまざまな運動や療法がありますが、操体法はどこが違うのでしょうか?

佐藤 カイロにしても整体にしても、だれかが考えた療法を外部から力を加えて行なうものですね。「他力」なんです。操体法の基本は自分の力だけで行なう「自力」なんですね。それも「快」方向に動かす方法なんです。他力の場合は、本人の感覚とは関係なく、ある症状にはこの治療法という具合に、外側から力を加えるわけですから、名人芸をこなす人ばかりであればいいのですが、万が一間違ったりすると、症状と療法が合わないわけですから、悪化させてしまうこともあるのです。

サトウ でも、ストレッチも「自力」ではありませんか?

佐藤 ストレッチは動きにくいほうに体を動かしますね。操体法は痛い方向に体を曲げることはしません。気持ちよい「快」を感じる運動しかしない

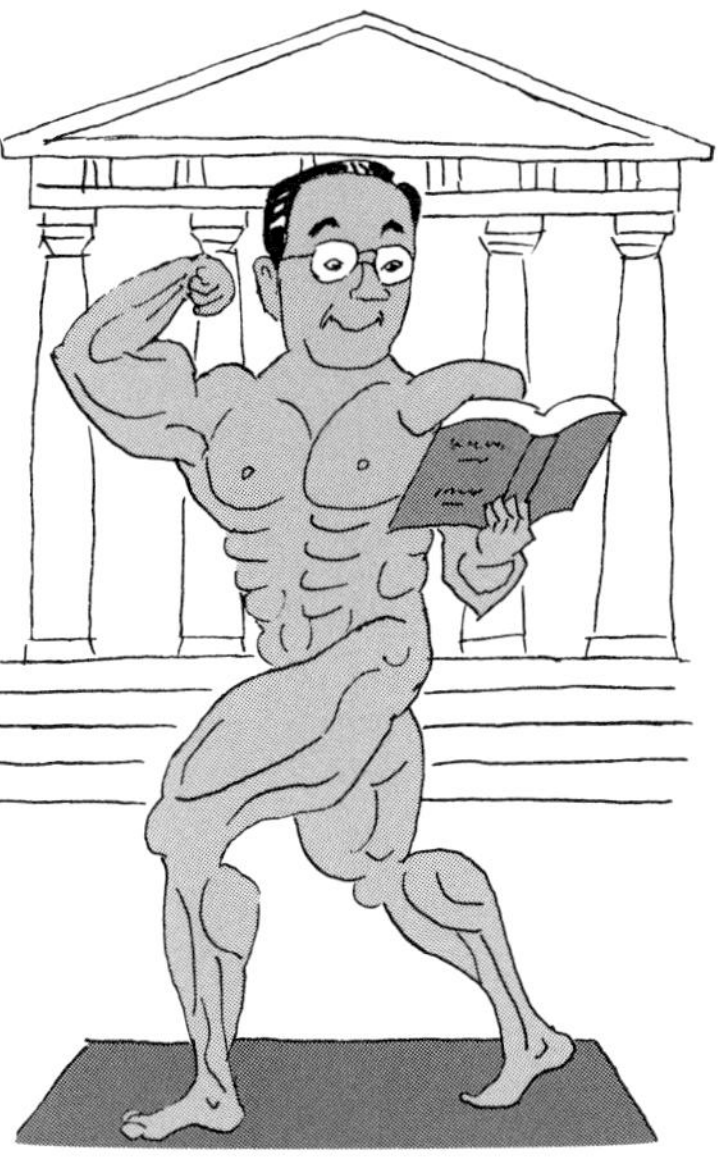
知と肉体を併せ持つ

石井直方(いしいなおかた)
1955年生まれ。1977年東京大学理学部生物学科卒業。現在は東京大学教授(運動生理学、トレーニング科学)。ボディビルでは1981、83年ミスター日本優勝、1981年世界選手権第3位、1982年ミスターアジア優勝などの受賞歴を持つ。㈳日本ボディビル連盟指導委員長。NSCA Japan理事長。

んです。「不快」な部分に気づいて、逆に「快」を感じる動きをすることで、体が本来の自然にバランスのとれた状態にもどるということが操体法の特色なのです。

なぜ「気持ちよいこと」をするだけで治るのか

サトウ　操体法で効果があることは、よく体感していますが、どう書いたら、うまく伝えられるだろうか。何か少しでも体の中のメカニズムが説明できるといいのですが……。

佐　藤　人間が本来持っている、自然治癒力をとりもどすということなのですが、これがなかなか皆さんに伝えにくいんですね。

石　井　そうですね。東洋医学全般もそうなのですが、その内容を言葉で伝えることはなかなか難しい。また一方で西洋医学の言葉で説明しようとしても、血液とかリンパというだけの話になってしまい、なかなか科学的に解明するのは難しい。

サトウ　その難しいところを、あえてわかりやすくいうとどうなりますか?

石　井　そうですね……。筋肉というのは、縮むことはできるけれど伸びることはできません。だから縮んだ筋肉を引っ張るために、反対側にペアになっている筋肉がある。筋肉は左右、前後でペアになっているんですね。片方が収縮して緊張していると、もう一方の筋肉は弛んでいます。これを「相反抑制」といいます。

サトウ　一方が緊張していると、一方が弛んでいるんですね。

石　井　そうです。それで今、緊張している（痛い、つっぱっている）筋肉の、反対側の筋肉に力を入れて緊張させると、緊張していたほうの筋肉が弛むんです。緊張した筋肉をより緊張した状態にすると無理が生じる。逆ならば無理がない。

サトウ　なるほど。

石　井　緊張した筋肉を自分で弛めてやることができる。神経と筋肉の力をうまく利用して、そのためのいろいろな技を用いて総合的に行なっているのが、操体法ということでしょうか。アメリカにもこの考え方を実践しているPNFストレッチというストレッチ方法がありますが、操体法から取り入れたのかもしれませんね。

——**（編集部）**　過度な筋肉の緊張が、コリになるわけですか？

石　井　ええ。もう少し細かくいいますと、関節自体は自分で動くことができません。筋肉によって動くわけです。筋肉には外側にある（外から見える）アウターマッスルと、内側にある（外から見えない）インナーマッスルがあります。ヒジ関節などの単純な関節には、インナーマッスルはありませんが、肩や股関節には、たくさんの小さなインナーマッスルがあります。この部分が弱くなって、炎症を起こすケースが多いんですね。このインナーマッスルは、ふだんから働かせておかないと働かなくなるんです。

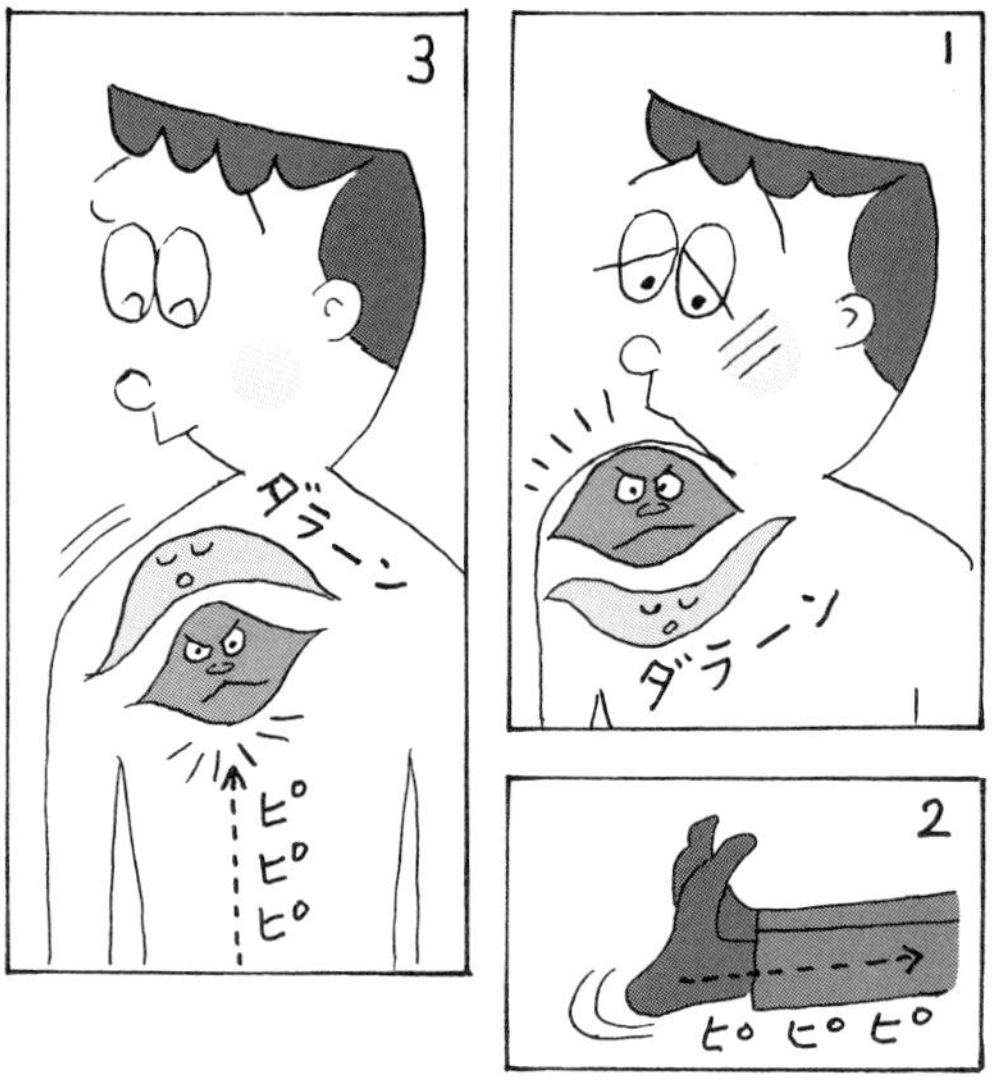

反対側の筋肉を緊張させると……

佐　藤　動かなくなった関節を動かすのはたいへんなことなんです。ですから日頃からゆるやかな運動をしていれば、全身がうまく動いてくれるのです。

石　井　たとえば腰ですね。実は筋肉のおかげで、正しい姿勢じゃなくても立ったり座ったりはできるんです。ところがインナーマッスルが使われていないと、いつしか骨盤が影響を受けて、腰椎へ影響が出て、首が前に垂れ、いつも下を向いているような姿勢になってしまうのです。すると当然首が痛くなるわけです。この場合、おヘソの奥の筋肉をよく動かすことで改善されます。

佐　藤　前腸骨（脇腹）まで動かすと、かなりの効果が期待できますよ。よく肩が動かなくなりますね。ところが足を操作することによって、肩も動くようになることもあります。

サトウ　あーあー。ぼくはアウターマッスルもインナーマッスルも遊ばせてきたのです（笑）。

部分ではなく土台が大事

サトウ　私の場合、もっと筋肉を鍛えておくべきでした。今からでも少しはトレーニングしたほうがよいのではないか、と思うのですが……。

石　井　鍛えること自体はよいとは思うのですが、体のバランスを整えてから行なわないと。歪んだまま鍛えても、体を悪くする可能性があります。悪い形を固めてしまうようなものですね。

佐　藤　そうです。まずは操体法で体を整えることが重要ですね。たとえば首が痛いからといって首だけを治してみても、一時的に痛みはなくなるかもしれませんが根本的に治ったとはいえないでしょう。どこか体の一カ所だけを、トレーニングして鍛えたとしても、体のバランスを考えてやらないと、体の都合で元にもどしてしまうことがあるからです。

石　井　首が痛くなる原因は、首の回りではなくて、骨盤とか腰椎であることが多いんです。どこかが歪んでいると体の末端に増幅した形で、痛みとして出てくるんです。痛みをとることだけを考えれば、麻酔や鍼治療などもありますが、これは脳に痛みを感じなくさせるだけであって、体が治ったことにはなりませんね。

佐　藤　痛みがあるのが首であっても、問題なのは土台なんです。ですから首の痛みが足・腰の運動で治ったりするんです。

石　井　たとえていいますと、長年使って痛んだ体の、首のボルトだけを締め直しても決して根本的に治ったということにはならないんです。まず土台の足先から締め直して、足、腰と順番に締めて最後に首といった具合にしないと本当に治ったことにはなりません。

サトウ　なるほど。締めるというよりも、実感としては、ゆるめて締め直す感じですね。

痛みの根本を探る

サトウ　レオタード姿の若い女性が出てくるNHKのテレビ体操を見ると、「さあ、オレもやらなくちゃ！」って感じになります（笑）。あれは自力でやる

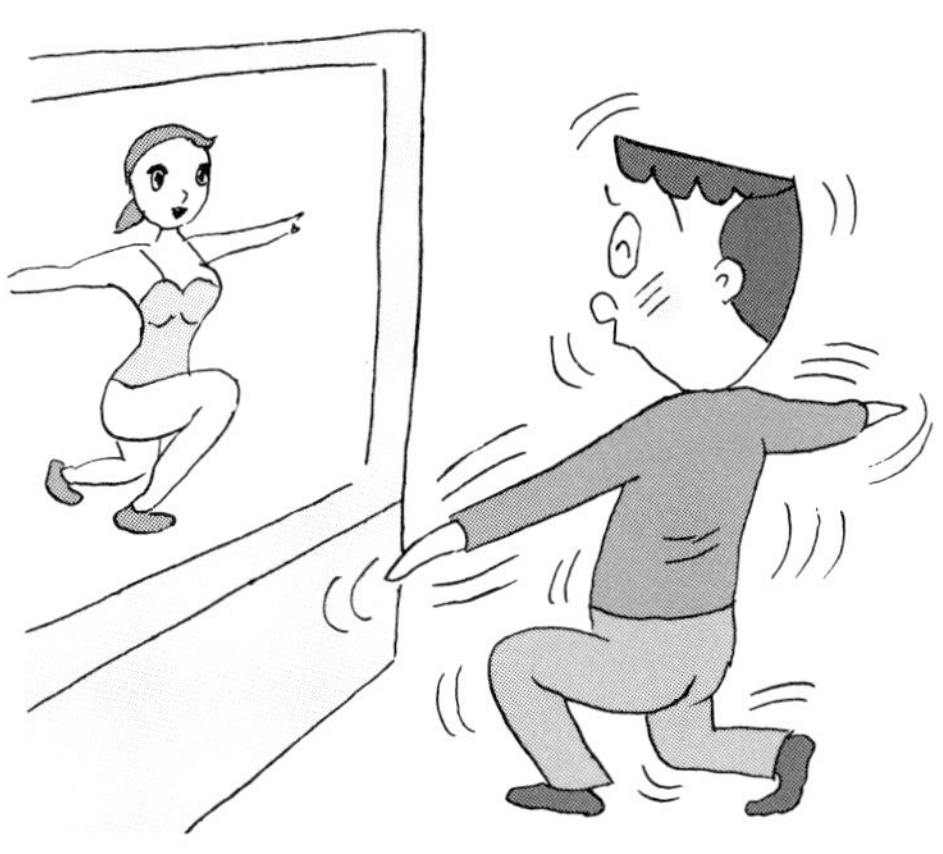

のだから、いいんでしょ。

佐　藤　うーん、ヒズミを正すという点では難しいかもしれません。テレビ体操の「形」に無理に合わせてしまうと、悪い結果になることも考えられます。

石　井　そうですね、自分では真っすぐのつもりでも曲がってることが多い。それではと、鏡を見て曲がってるなと思って直してみても、結局は末端だけを揃えてしまうことになります。

佐　藤　鏡を見て、肩の高さが違うからと、下がった肩を上げても根本が狂っているのでは意味がないわけです。鏡を見て、自分の体のヒズミをどう理解するかが大切です。そのためには、静かな状態で、体を動かしてみて、体の感覚で「快」と「不快」を知ることから始めないといけません。

石　井　ちなみに、西洋医学でも最近は、「フェルデンクライス法」といって、頭や数値ではなく、体が感じる感覚「身体意識」が注目されてきています。

サトウ　テレビ体操の出演者のようには動きませんが、気持ちよい場合は、やってもよいのではありませんか。それと、操体法は「自力」で行なうとはいいながらも、私が佐藤先生のところに行って、「他力」を加えてもらうと、びっくりするほど気持ちよくなります。自力と他力が伯仲して脱力する瞬間に、先生が「ストン」とおっしゃいますね。私はこの本では「ストン系」と書いているんですが、こういう〝他力治療〟もあるわけですよね。

佐　藤　私はやり方を覚えてもらうためにお手伝いしているだけです。本質的には自力でヒズミを正すのです。今の世の中、ほとんどの方が悪い部分、痛い部分を持っています。どうしても、楽に歩けるようになったとか、コリがとれたとかいった、身体運動機能を改善する部分ばかりが着目されますが、これには本当のところ、抵抗があります。

石　井　今の世の中、だれしもが、早く痛みをとらなければならない事情を抱えているということなのでしょうね。応急的な処置を期待する人が多いですからね。

サトウ　人間はどこかが痛くなると、まず痛みをとってほしいものです。だから大勢の人が仙台にまで来て、「ストン」をやってもらうのです。

佐　藤　しかし、痛みをとるだけでは治ったことにはならないんです。わかりますか。操体法は、自力でバランスを整えて痛みが消える。時間はかかることもありますが、ヒズミが整うことで根本的に治るのです。

サトウ　それはそうですが、先生にストンをやってもらうと気持ちいいのも事実です（笑）。

石　井　ですから操体法で体を整えてから、次にトレーニングで整った体を維持するという二段構えがいちばんよろしいかと思います。

偏った筋肉を使うスポーツはいけません

佐　藤　楽にできる動きから始めるとよいですね。窮屈な姿勢でずっと何かをやってるとバランスが崩れますね。最低限の筋肉は必要ですが、その筋肉をつけることを、体のヒズミを是正してからやらないとたいへんなことになってしまいますから、くれぐれもまず体のヒズミを正してからトレーニングしてください。

石　井　筋肉トレーニングというと、大げさに聞こえますが、ウォーキングとか、階段の上り下りといったことを正しい動作で行なえば、バランスの整った状態を保てますから、それだけでも十分です。

サトウ　それすらもこのごろやってないなぁ。

石　井　一般にスポーツと呼ばれているものは偏った筋肉を使うことが多い。たとえばゴルフ……。

サトウ　以前は、徹夜明けでゴルフ場に行って、いきなり力いっぱい打つ、なんてこともやってたけど。これはもう最低ですね（笑）。

石　井　スポーツでも、たとえば水泳など、前後左右のバランスを考えた動きのものでしたらよいでしょうね。

佐　藤　そうでないと、鍛錬と思ってやっているトレーニングがシゴキになってしまいます。

サトウ　佐藤先生、トレーニングについては、まだ教えてもらっていません。

佐　藤　サンペイ先生はまだトレーニングしていい体じゃないですね。ちゃんと整ってからですね。整った状態になれば、何やっても大丈夫になりますから。もう少し待って。

サトウ　なんだか、一生かかりそうないわれ方（笑）。トレーニングは来世のことかな（笑）。

自然治癒力を再認識する

佐　藤　体が動かないというのは、そのときは動かすな、というサインが働いて、実は自分の頭の命令で動かないようにしているんですね。ですから動くように自力が働けば、動くようになるのです。

――**（編集部）**　アトピーなどが改善されたこともあると聞きましたが。

佐　藤　多くの症状や病気の原因が、体のヒズミから起きているということでしょう。ただ、あまり操体法で何々が治った、というような効果ばかりが、前面に出ると、折れた骨がくっつくとか、停まった心臓が動き出すような印象を持たれる方がいるので困ってしまうのです。

石　井　靭帯が切れたとか、外科的なダメージを受けているものは、外科的な処置をとらないといけませんが、骨が折れたなんてのは、まず、そこを治したあとに、操体法を活用して、リハビリするということでしょうね。ただ椎間板ヘルニアは、これまでは、飛び出して神経を圧迫している部分を手術で切除していたわけですが、最近は、飛び出した部分が、自然に消滅することがわかりました。

サトウ　手遅れは困るけれど、切らずにすんだ、という話もよく聞きますね。

石　井　リハビリなども、やり方の善し悪しで快復のスピードがまったく違います。悪いリハビリを行なっていると快復しない。逆に、1年以上体が動かなかった人が、リハビリ方法を変えて数カ月で動くようになったという例もかなりあります。私は「加圧リハビリ」という方法を実践しています。血

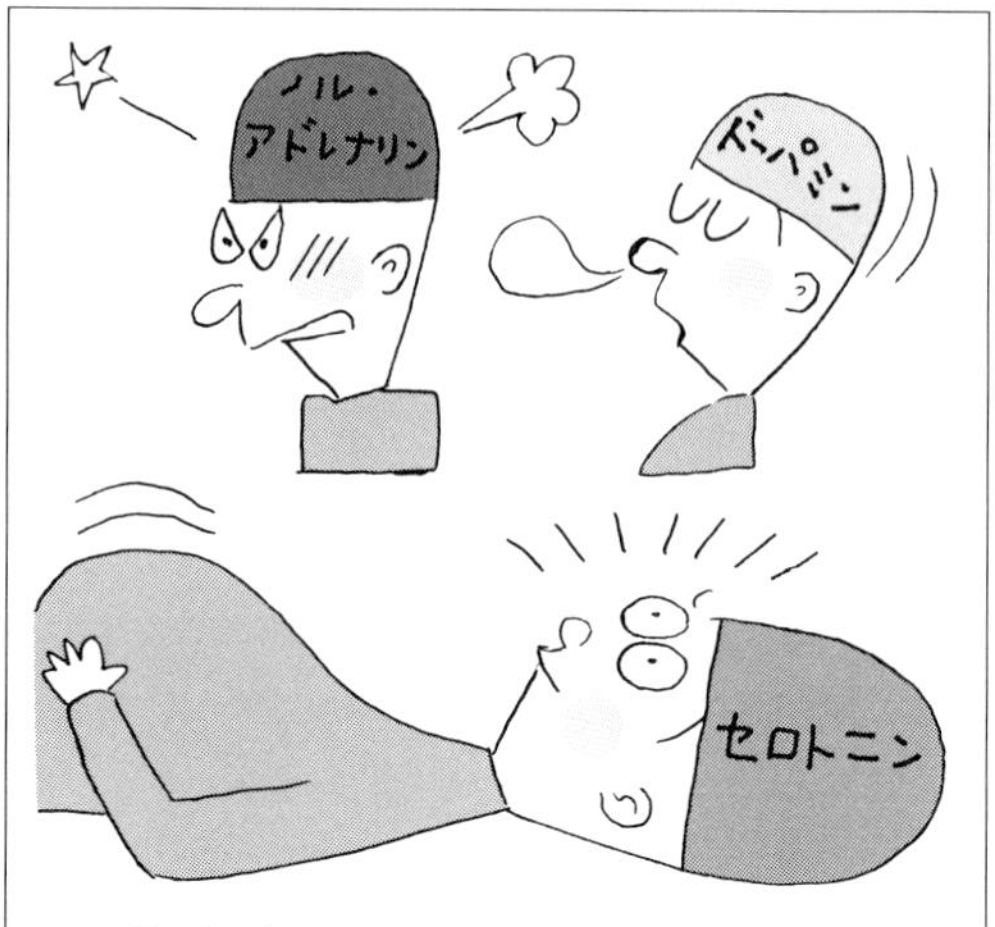

腹式呼吸のよい効果が証明された

液の流れを制限してあげる方法なのですが、これは痛くない。耐えられないほどの痛みを伴うリハビリというのは、やはりよくないと思いますね。

佐　藤　リハビリにも操体法を利用されると、とてもいい効果が出ています。

腹式呼吸が脳に与える効果

サトウ　操体法では、腹式呼吸の重要性もいわれていますね？

佐　藤　そうです。腹式呼吸も重要です。腹式呼吸によって体全体の運動系が連動して動きますから。

石　井　腹式呼吸というのは、お釈迦様の時代からあるそうですが、実はその効果が、科学的に証明されたのは、つい2年ほど前なんです。

サトウ　科学的にと言いますと？

石　井　1分間に5回くらいの間隔で、腹式呼吸をして、これを3分、5分と続けているうちに、脳の中に「セロトニン」という物質が、分泌されてくることがわかったのです。このセロトニンは脳を良好な覚醒状態にして保つんですね。同じ脳内物質でも、ドーパミンが多いと眠くなり、ノル・アドレナリンが多いと、キレたようなハイ状態になるのです。

サトウ　なるほど。セロトニンですか。このごろ、腹式呼吸をよくやっているのに、こう、ど忘れが多いのは、いったいどうしたことか……（笑）。お釈迦様の時代から体によいことは、勘でわかるというか、自然に伝わるんでしょうね。

佐　藤　野生の世界では当たり前のことですよね。生きる術を自然に体が知っている。現代人は頭で考えすぎるのだと思います。

高齢社会と操体法

佐　藤　とにかく気持ちのよい動きをすることが、大切なんです。痛いとか、無理をするのは、やめたほうがいいですね。頭ではなく、体に聞くことが大切なんです。野生の動物は、自分の体を上手にコントロールしています

石　井　ただ一方で、野生の動物は、足の裏を怪我しただけのことが、死を意味することもあります。しかし、人間はそうはならない。死に至らないように、できているという利点もあるわけです。

サトウ　しかし、今の日本は、死には至らないが、健康でもないという人が増えていますね。

石　井　治す必要がある人が増えると当然、治す人が足りなくなって、容量オーバーになります。

サトウ　この話の初めに出た「健康づくり」への取り組みがもっと増えるといいんだけどなぁ。

石　井　そうですね、「シルバー元気塾」の例でいいますと、1年間真面目にやると、筋肉年齢が15歳若くなるんです。

サトウ　ほう！　15歳も。私の場合、長い間あぐらをかいていて、立ち上がるようなとき、ちょっとそのへんの物につかまりたくなります。何年か前までは、すっと立ち上がれたのに。これ、年齢をとったからといって、放っておく手はないでしょ。

佐　藤　そうですね。高齢者でも筋肉の増強は可能です。操体法は自分の力で行なう快適運動ですから、それぞれの方が身につけて、皆さんにどんどん健康になっていただきたいですね。

サトウ　高齢社会で健康保険制度もこのままでは破綻しそうだといわれています。操体法の達人が、情報の発信地、東京に出てこられて、身を捨てて働いてもらわなきゃ、日本は助かりませんよ（笑）。

操体法 絵日記

サトウ サンペイ

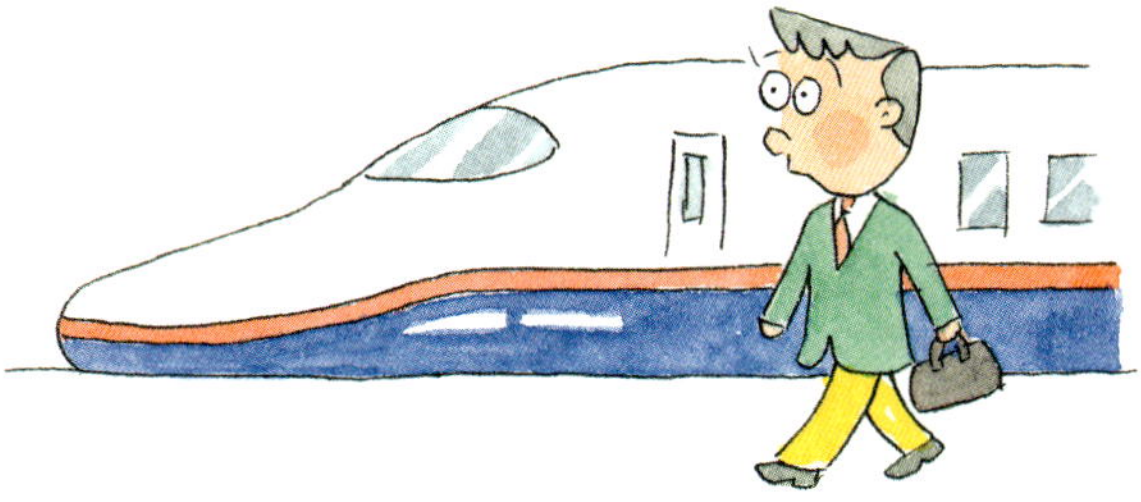

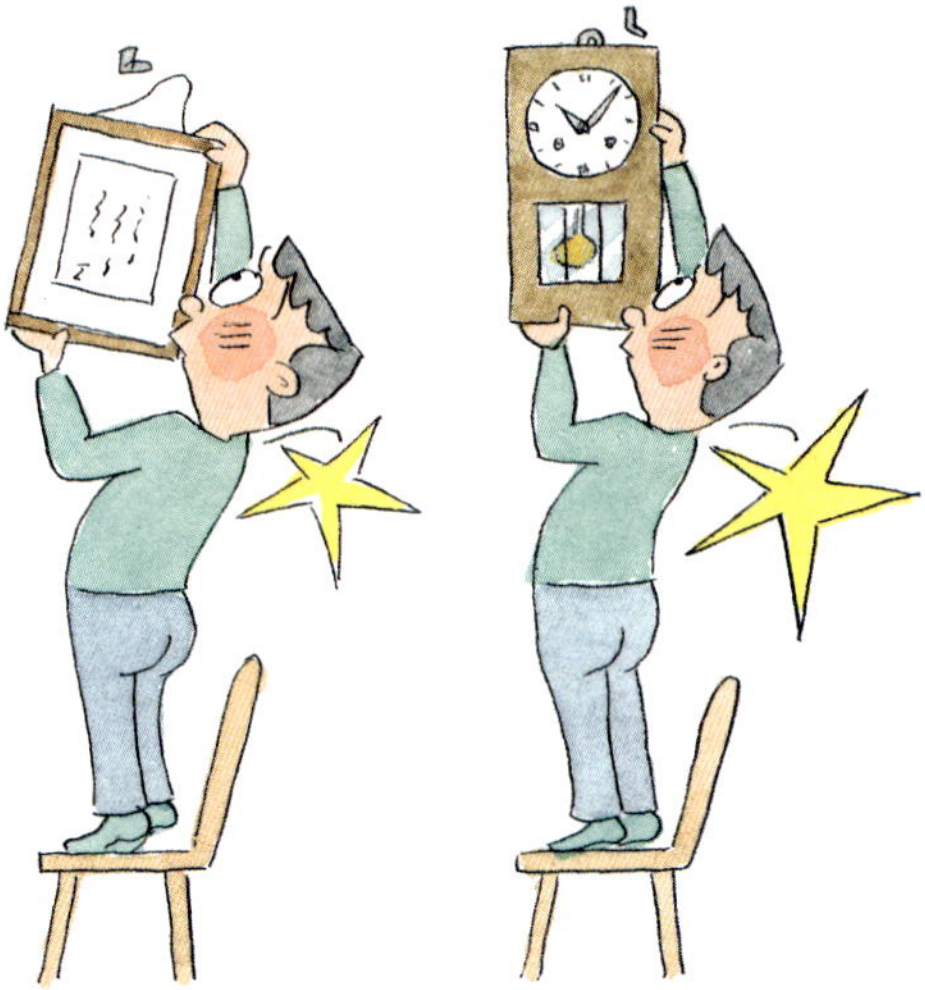

某月某日
首に鉄片が入ったようになる

うちの祖父は明治の初期に、多分、本邦初の柱時計の製造所をつくりました。

その文字盤には、地球の上で鶏が時を告げている〝地球鶏《ちきゅうどり》マーク〟がついていました。

2003年の正月のことです。うちの娘が地球鶏マークの時計をインターネットのオークションで発見したのです。

「いくらまでなら、お金出す？」

「いくらでもよいから2、3個買え」

送ってきたのは戦後、何年間か分家がつくっていた製品でした。

本家とか分家とか、差別をしているように見えるのは、戦後跡をつがなかった、3代目になるべきもののコンプレックスであるとご理解ください。

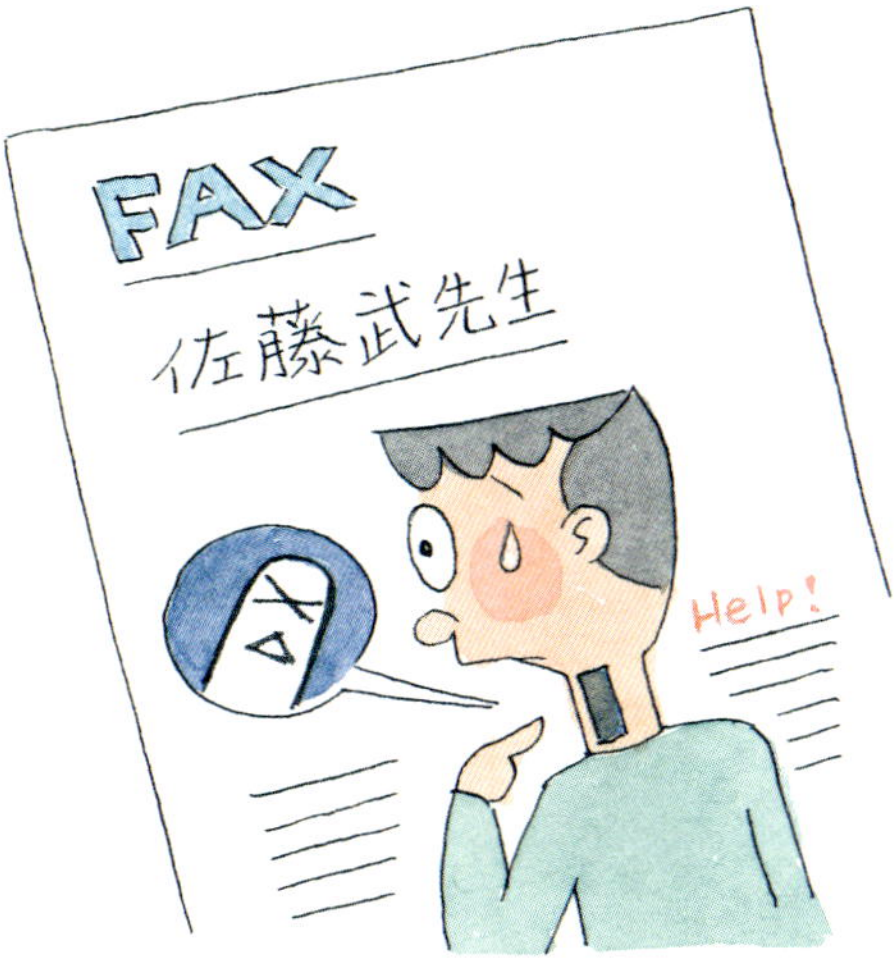

いや、余計な話をしましたが、娘から送ってきたその柱時計を壁の高い所に掛けたのです。それがなかなかうまく掛からないので、首を壁にくっつけて苦労をしていると、首の左が、「イテテ」となりました。

やっと掛かった。あともう一つ、私が尊敬しているお方の書かれた額をかけました。また、「イテテ」となりました。

それからは首の左側にタテ長の鉄片が入ったような感じになり、ロックでもかかったように首が前後左右上下に動かなくなりました。もう歩く姿は出来の悪いロボットです。

エマージェンシー発生！　仙台に電話をしなくちゃ！

ところが、先生がおられる健康づくりクラブ「ヘルスプラザ仙台」なるものには、電話が1本しかないのです。駐車場も広く、ジムが付帯している健康指導所なのにです。

営業時間は昼の12時から午後8時まで（土・日曜休み）。電話をかけると、「電話の方はのちほどおかけください。ファックスの方はピーッと鳴ってからファックスをお送りください」。

これではファックス以外に連絡のしようがないのです。

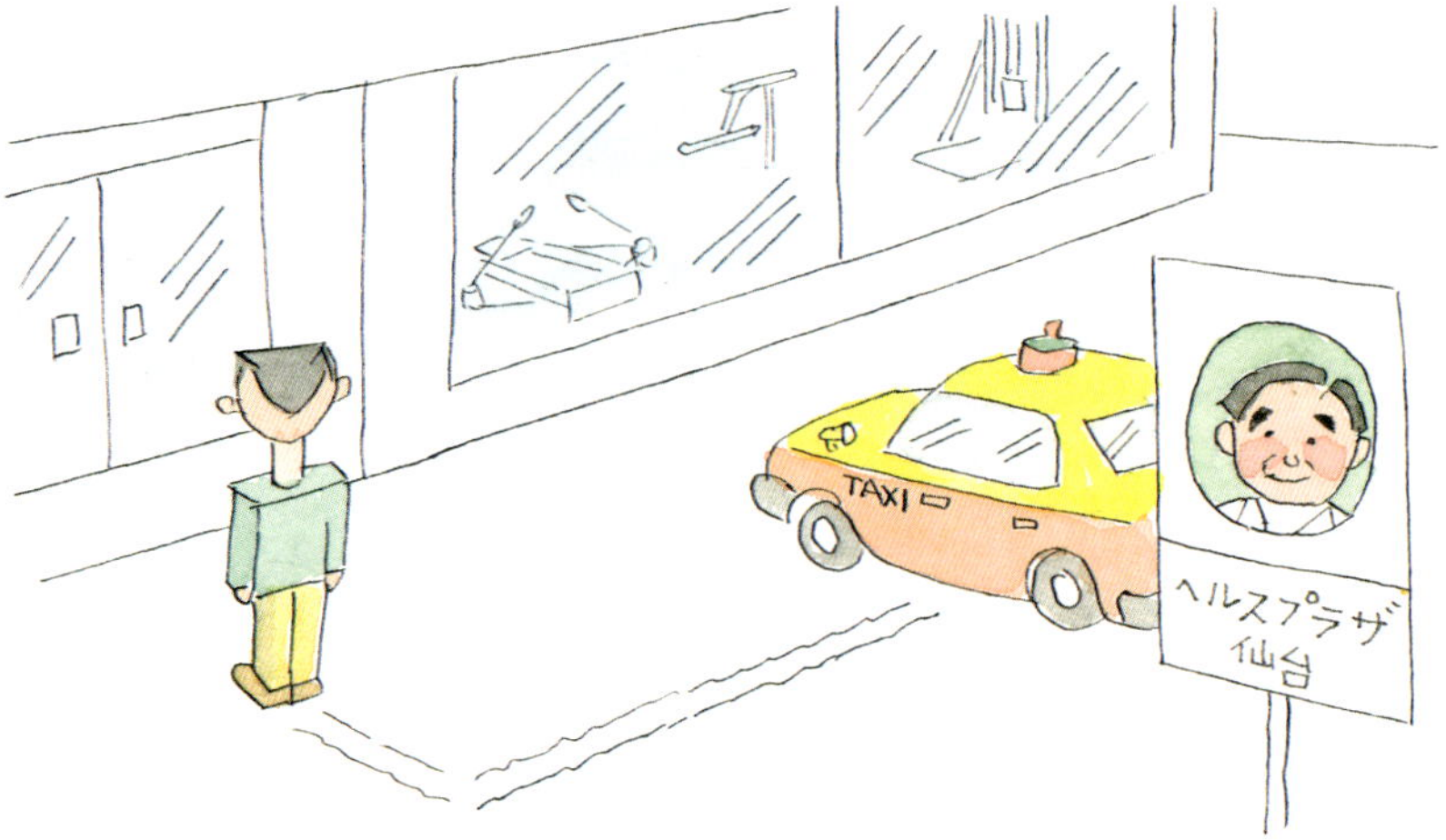

まあ、しかし、考えてみれば当然のことでしょう。

ここへは全国各地から、ドコカを治してほしい人がやってきます。そして大勢の人から、

「あのう、あれからですね。腰の右上のところ、ほら、この間、私が痛かったところですよ。そこがまた痛くてね。先生、どうすればいいんでしょう」といった電話が、毎日ひっきりなしにかかってくるでしょう。

その応対でおそらく先生は一日中つぶれてしまうはずです。また、電話で話して適切な指導ができるわけでもありません。それでファックスにしておられるのだと思います。

私がファックスを送ると、すぐお電話をくださり、いくつか指示を受けましたが、いくらやってみても、痛みはとれません。まだ、そのころはほんとうのことがわかっていなかったのでしょう。

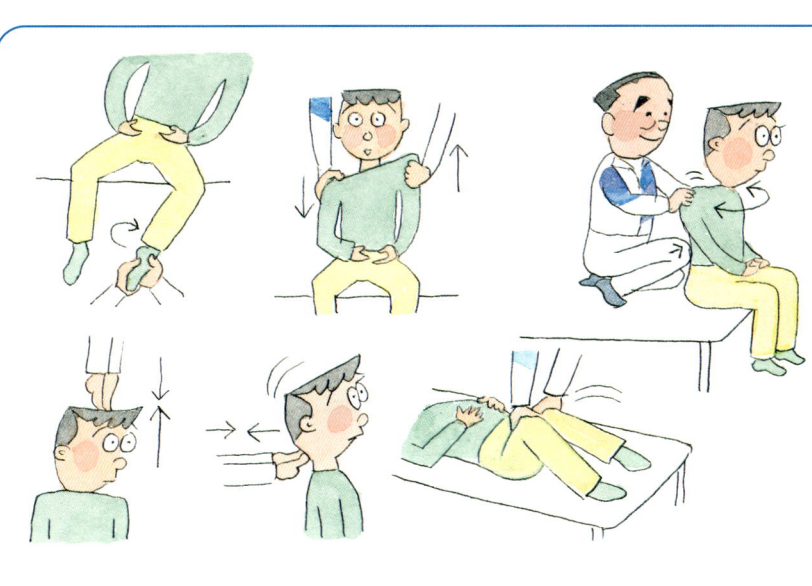

某月某日
どれが効いたかわからない

その2日後に仙台に東北新幹線の「はやて」で行きました。東京―仙台、1時間40分。北海道や九州からだと、たいへんですね。

この本は「一人でヒズミを正す」のが目的で書かれたものですが、「まさか」のことも起こりうると想像して自分の体験を書いています。

仙台に行くと、先生はいつものとおり、私を治療台の上に、あお向けに寝ころばせ、足首のカカト突き出しから始められました。

このように先生と相対して、加圧しながら指導してもらうことを私は、おもしろがって〝相対性・操体法〟といっています。もちろんアインシュタインとは関係ありません。ついでにいうと、一人でやるのが〝ひとりぼっち操体法〟、または〝自己全責任操体法〟というところでしょうか。

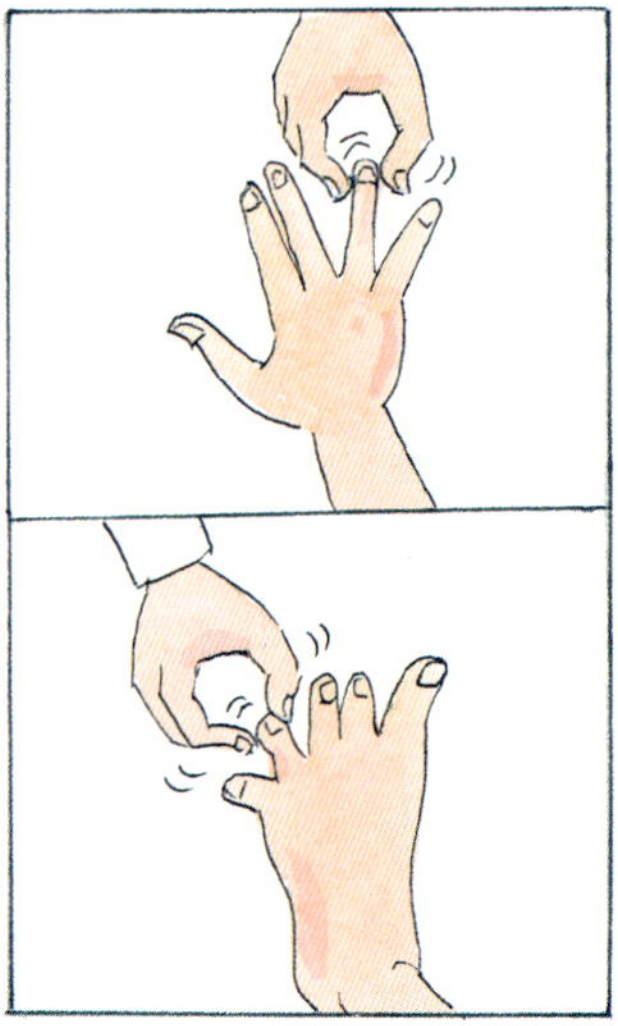

仙台に緊急遠距離通学してやってもらったのは、今までにやってもらったものばかりです。それぞれ動診《テスト》してから加圧がありました。つまり「ストン系」ですね。
この日、はじめてされたことはあえていえば、「指モミ」だけだったような気もします。なぜか、右手のクスリ指をひねったり、押したり、しておられました。
左足の第4指と小指も同じようなことをしておられました。それでたちまち首の痛みも鉄片もきれいにとれ、できの悪いロボットからできの悪い人間にもどりました。先生にお礼をいい、「きょうやったうちのどれがいちばん効いたんですか？」と聞きたいのをぐっと抑え、日帰りをしました。
後日、足の指をもむのは足先を温め、体にたいへんよいことだと聞きました。一本一本、ていねいに全部の指をモミモミするとたしかによいです。よく足のつる人にもよいと思います。

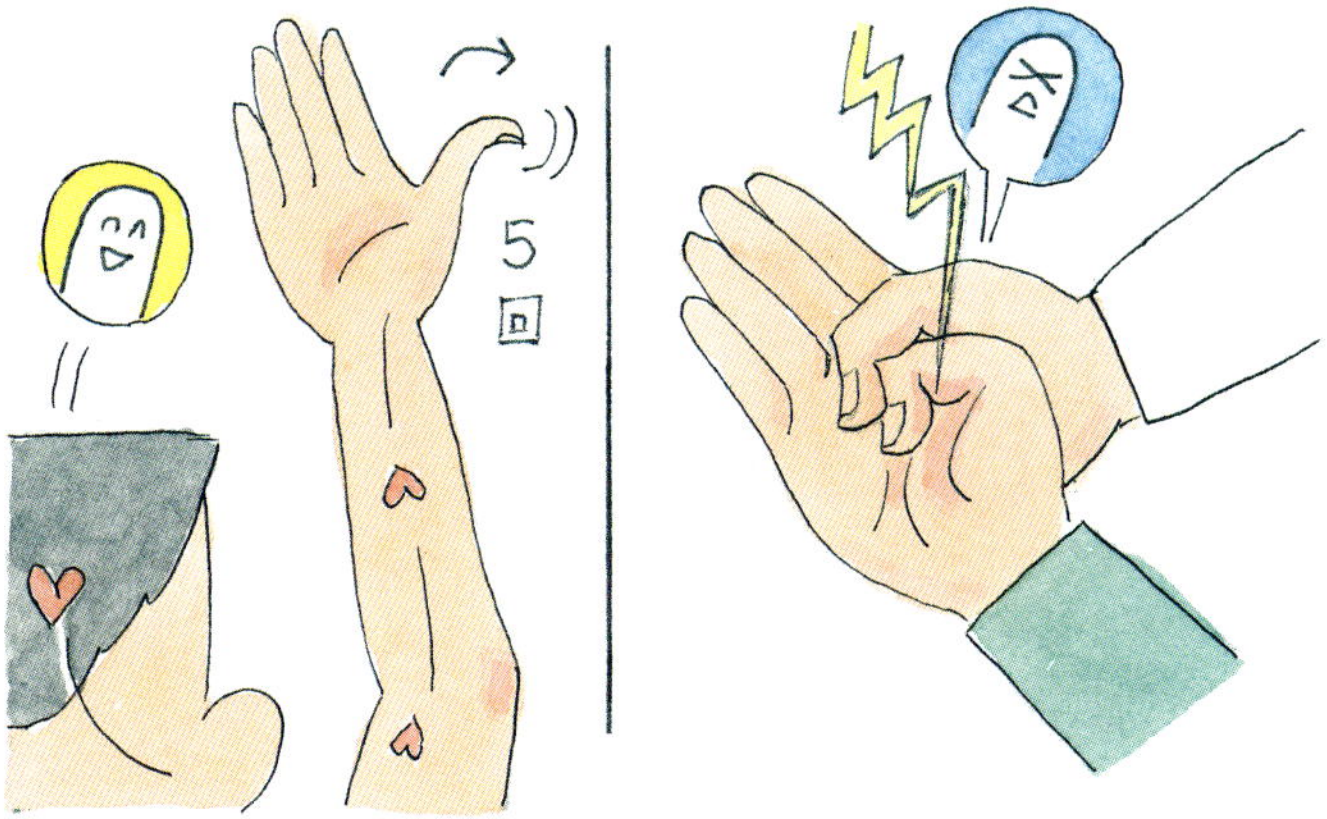

某月某日
手の指一本、動かすだけで

年をとると、手の指がこわばることがあります。入浴して、体を温めると治るものですが、先生はこんなことも教えてくれました。

いきなり私の親指を内側に曲げて、「痛いですか？」と聞かれるのです。

「ハイ」と答えると、

「その親指を反対側に静かに息を吐きながらゆっくり反らせてください」と、いわれます。

「親指から手へ、腕へ、肩へ、そして頭のほうへと何かが連動していくのがわかりますか？」

「わ、わかります。ア、いい気持ち、ア、アン……」

先生のお話によれば、私は体の感受性がいいのだそうであります。

「女性に生まれればよかったですね」というと、「そのほうの

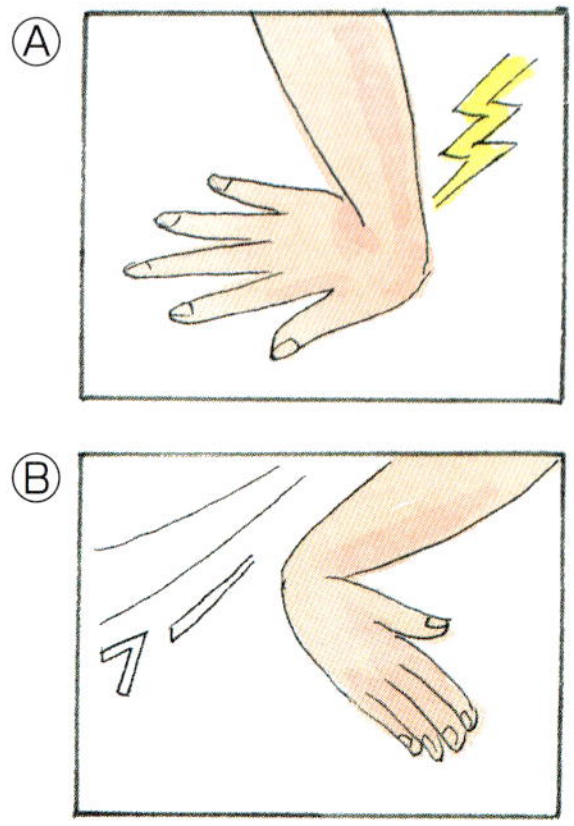

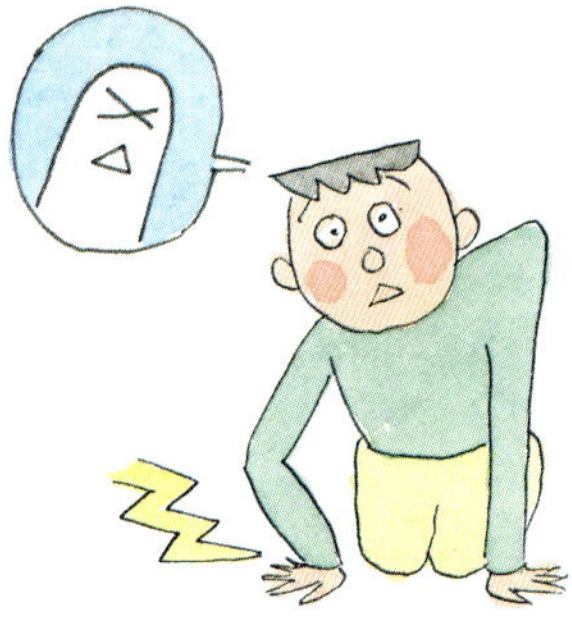

感帯とはちがいますよ」といわれました。
それにしても、指一本動かすだけで関係すじの「何か」が動くことを知ったのは、その後になんらかの影響を与えたように思います。手の指でも足の指でも痛くないほうに反らせると、上へ上へと連動して気持ちがいいことを知りました。しかしです。これも「やりすぎはいけない」と思います。まだ辛い、痛い目には遭っていませんが、〝自己全責任操体法〟です。臆病なくらいでよいでしょう。
そういえば、四つんばい・腰ひねりのテスト（52ページ）で、右ヒジを曲げたとき、腰よりも先に曲げた右手クビが、痛くなったことがあります。
先生が「ほう！　思わぬ発見ですね」といわれ、「今、痛かった反対のほうへ、ゆっくり曲げてください」といわれました。手クビにおけるⒶの反対方向は、内側Ⓑですね。これを息を吐きながら5回ほどやると、すぐ治りました。

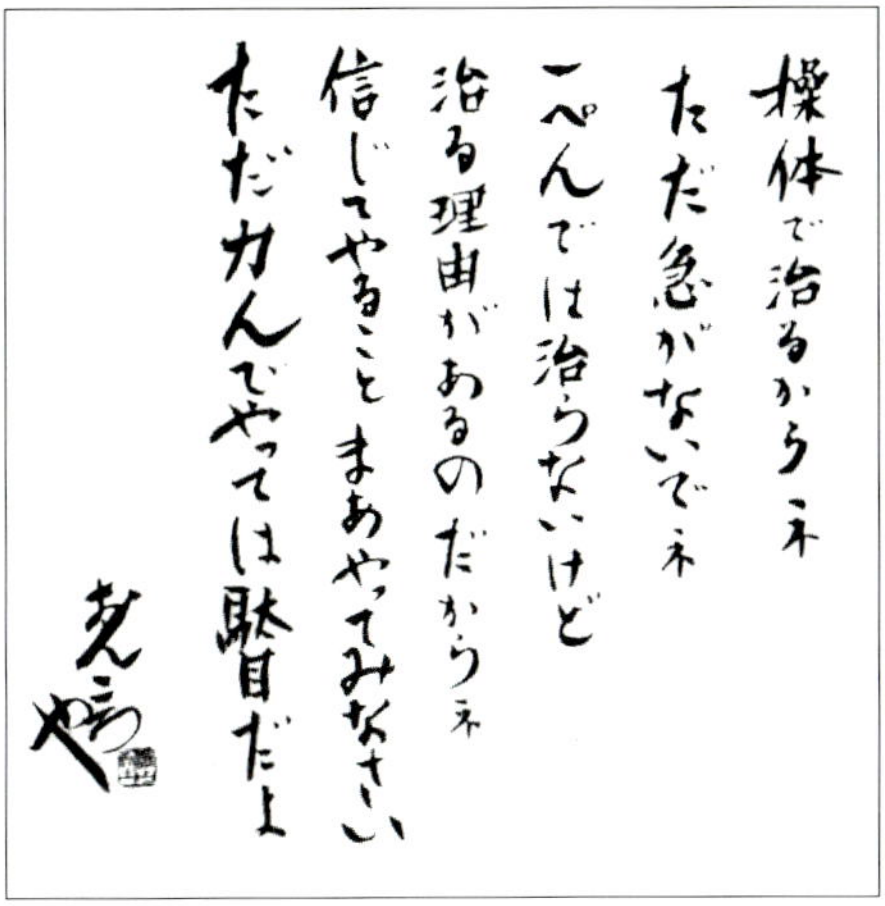
操体で治るからネ
ただ急がないでネ
一ぺんでは治らないけど
治る理由があるのだからネ
信じてやること まあやってみなさい
ただ力んでやっては駄目だよ

温古堂に掲げられた
橋本敬三先生自筆の言葉

創始者のご子息に会う

創始者、橋本敬三先生のお顔は写真でしか見たことがありません。人間性が豊かで、知的で、磊落《らいらく》で、英国紳士のような気品のあるお顔立ちです。

ところがある日、佐藤先生の健康相談室に伺うと、そっくりの方がイスに座っておられました。全く偶然にお目にかかったのですが、ご子息君《ぎみ》のお一人、橋本恵次氏（元農林省水産技官・研究職務）でした。「たまたま私は、現役時代を通して、思考したり、報告文をつづる仕事にあった関係で、父の説くところを理解し、周りの悩める人々に、操体の素晴らしさを伝えるのに微力をさいてきました……」と、あとでいただいたお手紙に書いてありました。

また、恵次氏の甥御君《おいごぎみ》、橋本雄二氏（橋本クリニック院長・温古堂代表・仙台市）と、御令室《ごれいしつ》様とで発行されている冊子『イサキ』も何かの参考になればとお送りいただきました。

（温古堂の住所とファックス番号は、134ページにのせました）。

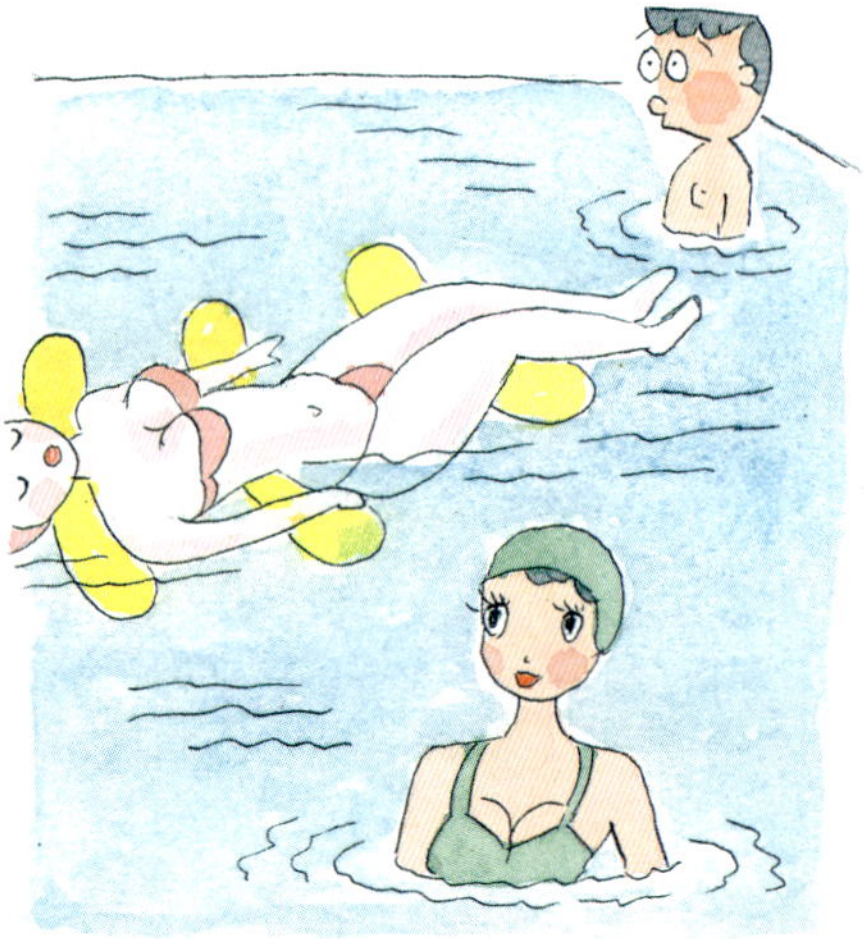

某月某日
ギックリ腰になる

1999年6月のことでした。クレジットカードのポイントがたまったので、志摩にある「タラソ・テラピー・3泊4日」に申し込みました。そこは海に面したしゃれたホテルで、沖から深層海水を汲み上げ、その水で各種のセラピーを行なっていましたが、圧倒的に若い女性が多くて、みな水着。恥ずかしくもあり、うれしくもありました。

そこで3泊4日、いい気分になって東京に帰る新幹線の中からなぜか、右の腰がおかしくなり、帰宅して2日目には、微動しても飛び上がるほど痛くなりました。

世にいう「ギックリ腰」であります。

そのころ、人にすすめられて、都心にある美人気功師のところにたまに通っていましたので、電話をかけると、「そーれは、毎日来て4週間かかりますよ。最短でね!」とおっしゃいました。

1回、1万円です。ま、お金のことは別にしても、この痛さ

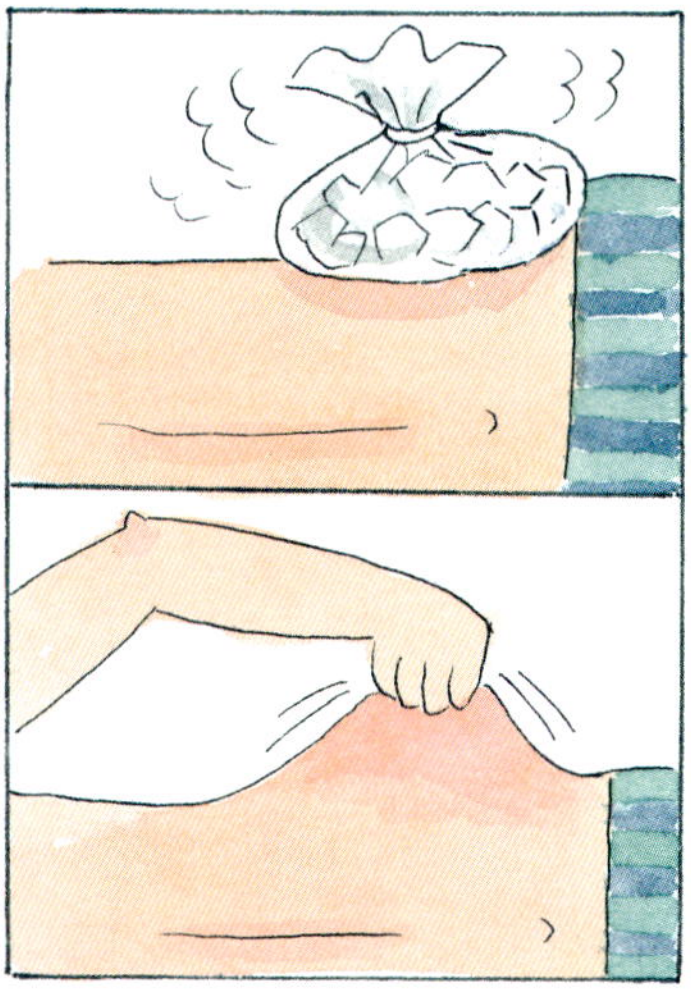

でどうやって通うかです。うちのクルマのクッションは固いのが特徴。高速道路のつぎ目ごとに「ギャーッ」と叫んで飛び上がるのでは……。

国立駅の近くにご夫婦で仲良く研究し合いながら、治療されている親切なL治療院というのがあります。

都心の気功通い（そのほかマッサージ、鍼灸《しんきゅう》通いなど、多数）はちょっとした浮気ですが、ここは前々から家族もお世話になっているところで、料金も都心の1／3です。

夜中だったので、電話で応急処置を聞きました。

「痛いところを氷で冷やすこと」と、「痛いほうの腰の上の筋肉を手でつかんで外側に引っ張ること」を教えてもらいました。

そして、翌日、早々に行き、なんと3日目には、少し痛みが薄らいでおり、さらに3日行ったあとは、ほとんど消えていたのです。用心のため、さらに3日行って、その翌日は大阪へ飛び、お酒も飲み、講演もし、その後はなんともなくなりました。

だれに聞いても、「ギックリ腰は1カ月はかかるよ」というのが通説です。うちの近所の治療院はえらい！　と思います。

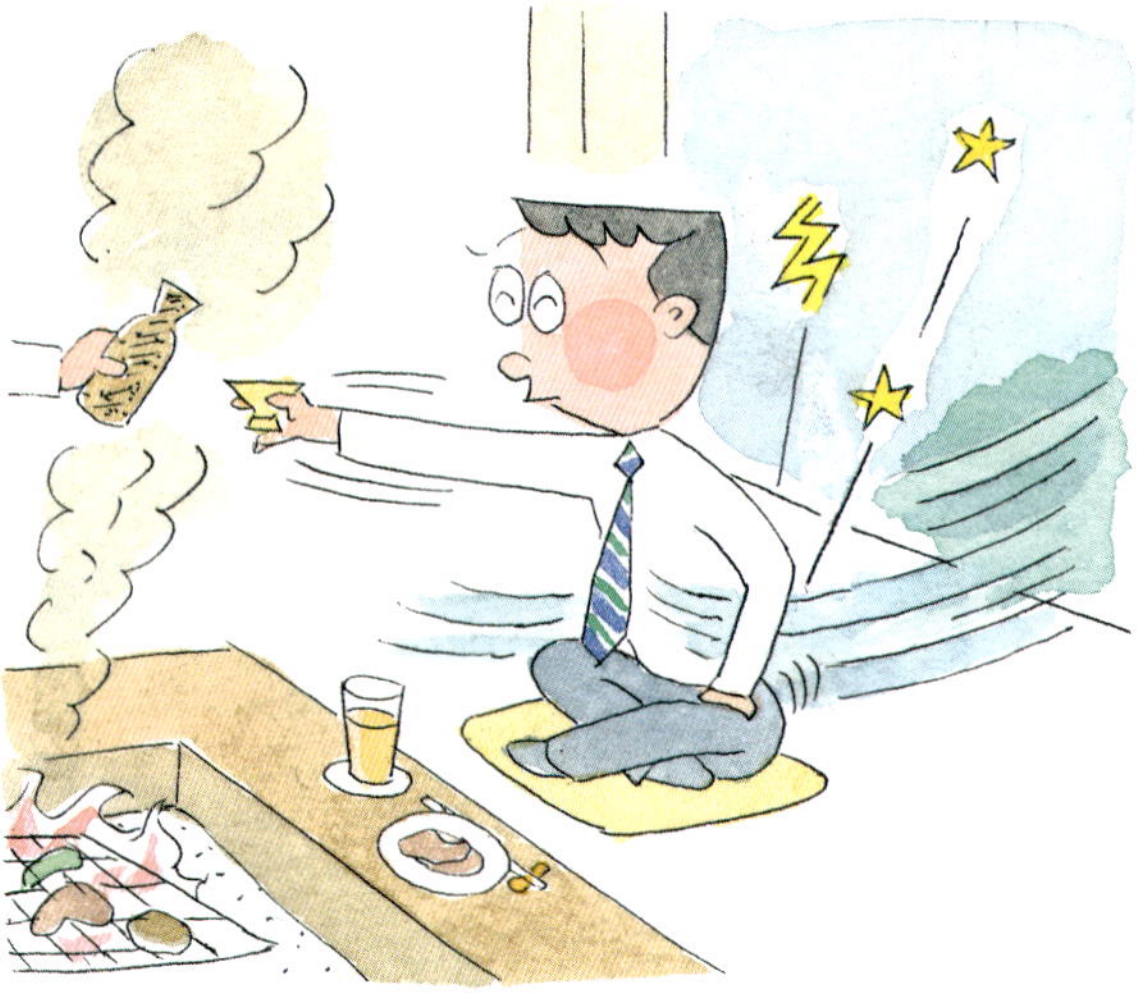

2度目のギックリ腰

実はそのあと、もう1度起こしました。2000年の10月末のこと、岡山県のN町というところにある山荘に知人に誘われて泊まったときです。山間に暮色が迫ると、空気がひんやりしてきました。

そこで囲炉裏を囲んで、炭火焼きをご馳走になったのですが、あぐらをかいた姿勢でお酌を交わすということは、前方と左右斜めにウーンと手を伸ばし、かなり腰をひねることになります。こういう姿勢はあまりよくないぞ、とは思っておりましたが、案の定、翌朝はギックリ腰パートⅡ。

でも、前ほどではなく、岡山市にある有名な治療院で親切な治療を受け、東京に帰ってからは、近所のL治療院に行き、1週間で治りました。長々と個人的なことを書きましたが、「冷たい空気はよくない」ということを特筆したかったのです。

タラソ・テラピーのときも、若い女性のいる冷たい水のプールに長くつかっていましたし、帰りの新幹線は窓際で、スースーと冷風が右腰に当たっているような気がしました。

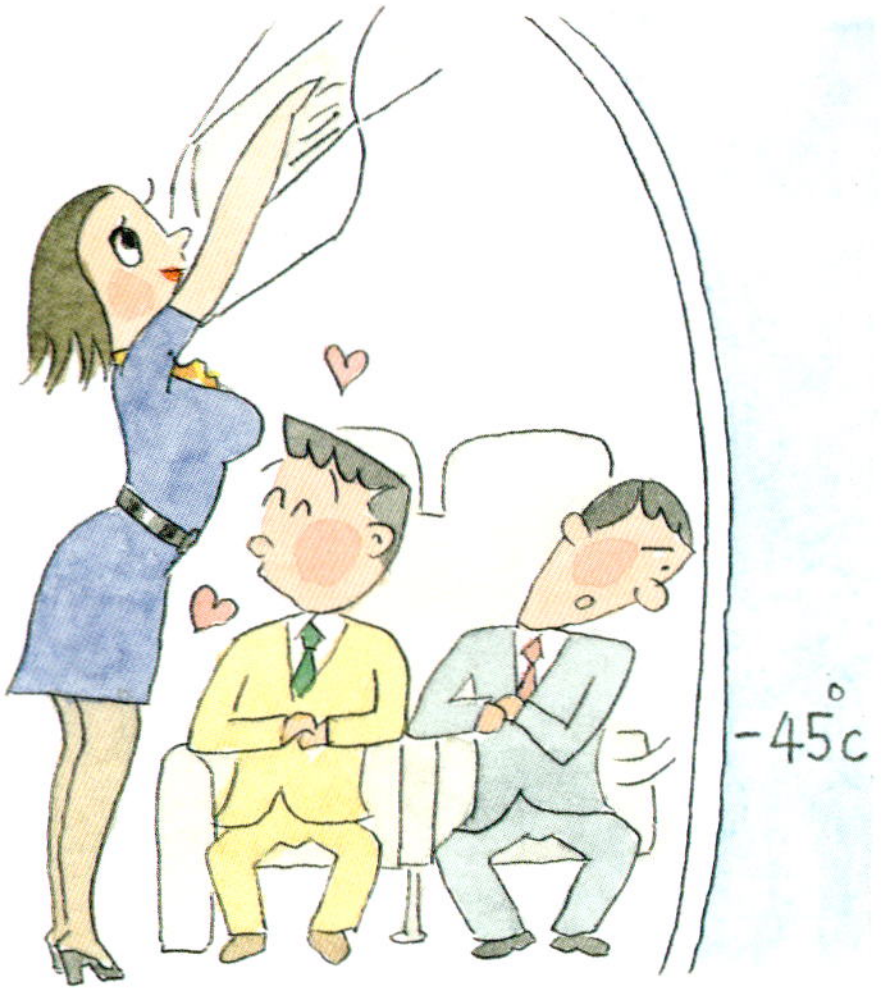

岡山のときは、飛行機でしたが、これも窓際。外気はマイナスですから、壁側は冷たかったと思います。
昔から通路側のほうがスチュワーデスさんに接する機会が多くて、好きだったのですが、このごろはあきらめて、窓から景色を見ていたのでしょう。これからは腰のために、昔にもどさなくては。

某月某日
腰のヒズミを正す

「ドコをどう動かせばドコソコが治る、というものではありません。頭で考えてはいけません」とたびたび先生はおっしゃいます。

でも、何度か通っているうちに「ドコのときには、アレがよかった！」と、私の頭ではなくて、腰やおシリが記憶します。

次のページの図を見てください。よくもまあ、アッチコッチが、と思うのですが、これも先生の言に従うと体の感受性がいいからかもしれません。おかしいぞ、と思ったら、すぐに体に聞いて、「ヒズミを正す」のが操体法です。

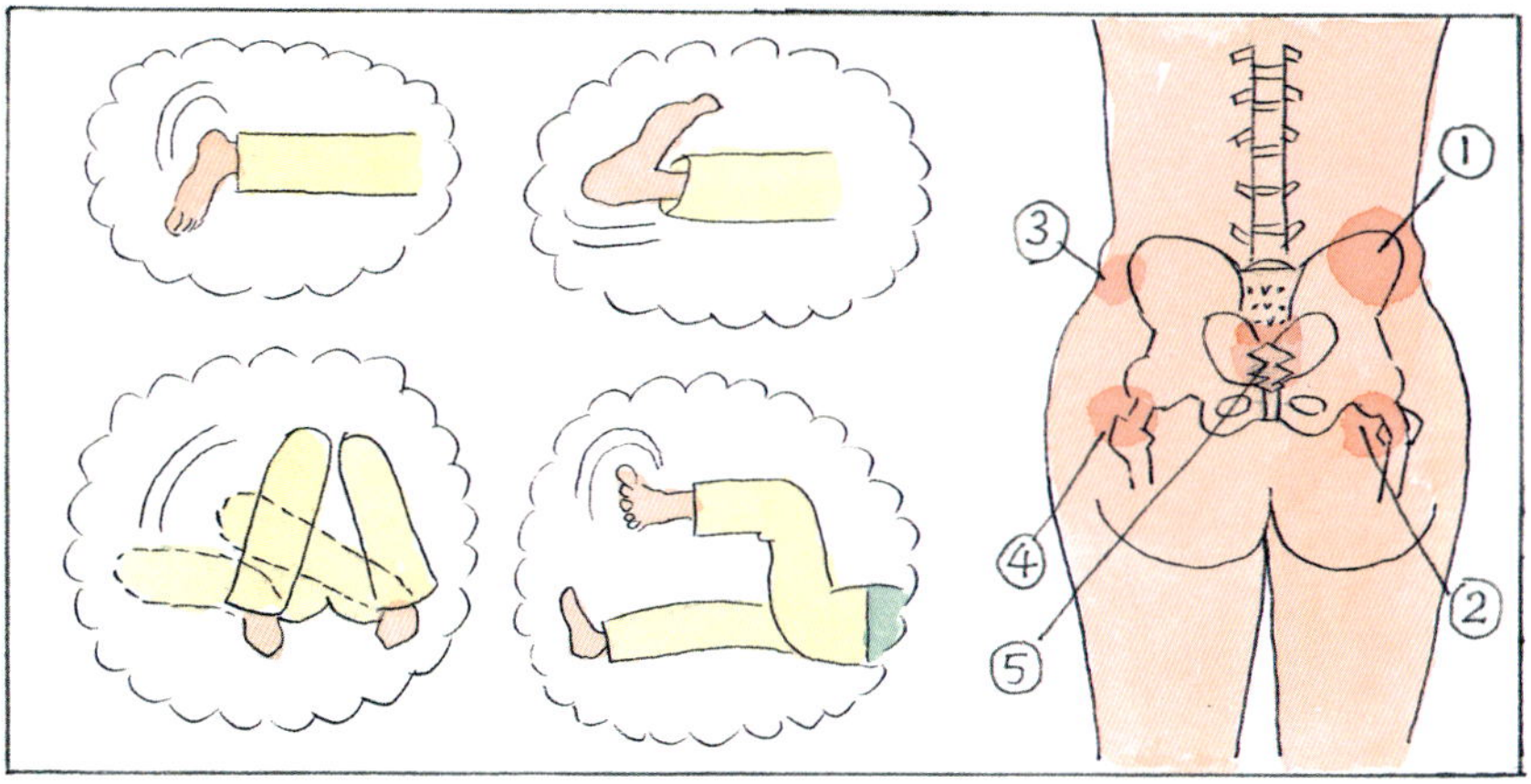

いちばんでっかいのはギックリ腰をやった①の場所です。これは今ではもうほとんどありませんが何かの拍子に〝魔女が思い出し笑い〟をするのでしょう。そういうときはすぐさま、

寝ころびポーズの足ワザ、

足クビいろいろ動かし、

ヒザを上げての足クビ曲げ、

立てヒザ倒し、

をゆっくり落ち着いてやります。

ある日、先生に「そのへんの足ワザでほとんどの痛みをカバーできますね」というと、「そう60パーセントぐらいは」とおっしゃいました。

左の腰③の場所が少し痛かったとき、同じ側の左ヒザを上げて「足首左曲げ」をたった3回やっただけで治りました。しかし反対の右の腰にも効いたことがあったような気がする……。そのへんが操体法の、頭で考えてはいけないところでしょうか。

「腰のヒズミ正し」で先生のおすすめは、「伏せて左右のヒザを引き上げる」のようです（48ページ）。でも私は首に無理が

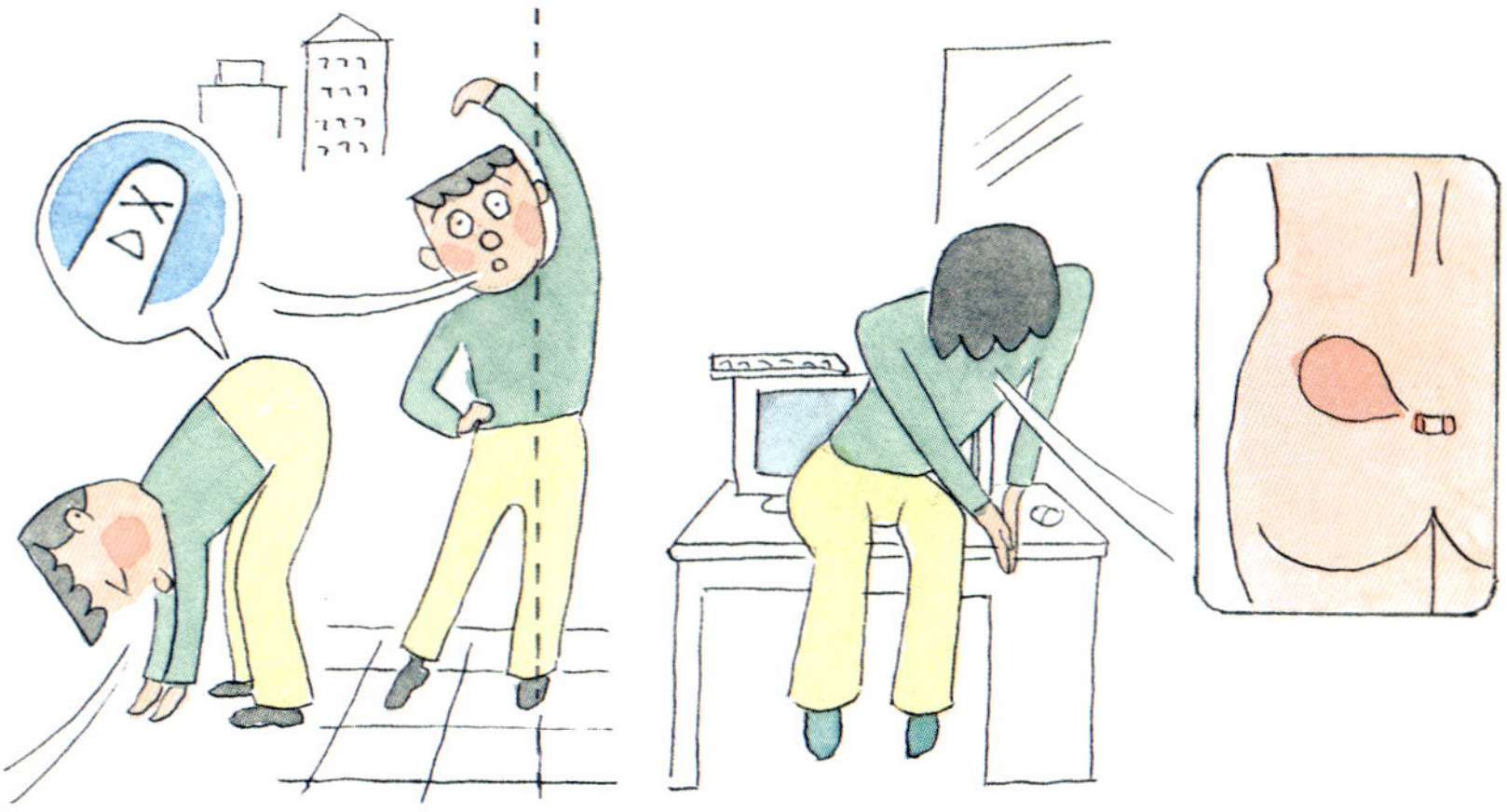

くるのでほとんどやりません。

　あるとき、尾骶骨の一つ上ぐらいの骨の両側が、手で押してみて痛いことに気づきました。特に左側のほうが、押さえるとより痛く、その左上（梨状《りじょう》筋）にかけてもどんよりと痛い感じがありました。

　このときは、上の絵のような「上体を左右斜め下へ」（69ページ）を7、8回やると、骨の左側の強い痛みが少しとれ、梨状筋のほうに移動しました。もちろん、そのほかに寝ころんだり、台に座っての「内側、外側ひねり」（58ページ）など、ほかの動作もあってのことです。

「ちょっとおかしいな」と思ったら、路上でもどこでもすぐに「上体横曲げ」（72ページ）をやっています。3回もやれば、なんとか微調整ができるものです。

　腰とおシリのどこが痛いかをしらべる早わざは、「前かがみ（79ページ）」かもしれません。ヒザをゆるめて、ゆっくりゆっくり息を吐きながら試してみます。もちろん、もどすときは、フッとひと息吸って、吐きながら頭から上げていきます。

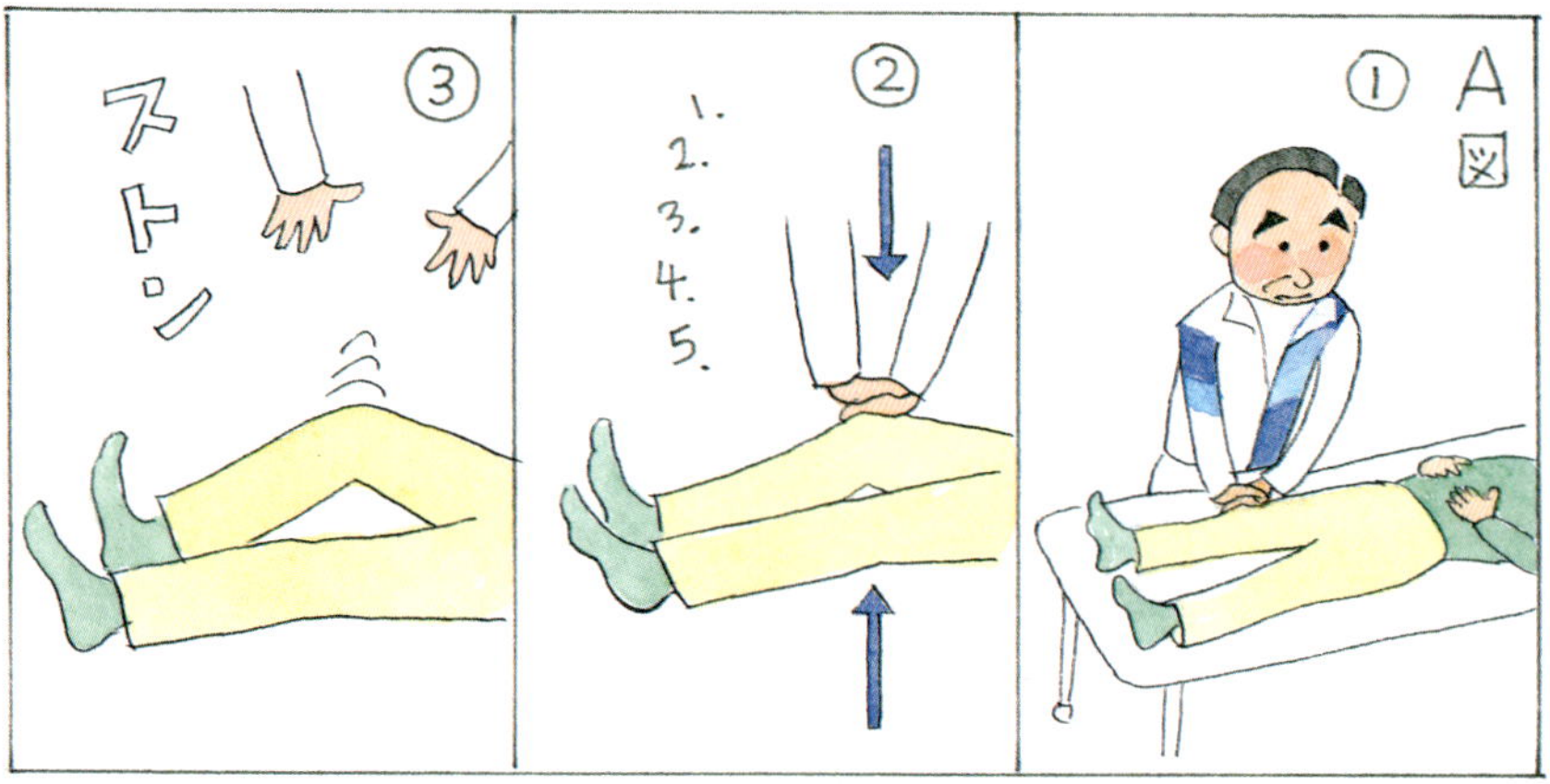

某月某日 仙台でヒザが痛くなる

たまたま仙台滞在中に2度もヒザが痛くなりました。1度目は、仙台をはじめて訪れた日です。私が問診書に、昔、ゴルフでヒザをひねらせた、と書いたので、先生がヒザの「ストン」をしてくださったのです。

先生はまず、左右のヒザがしらを両手で押さえて、左右のどちらが「不快」か、を聞かれました（A図①）。

ふつうは、「快」を聞かれて行なうのに、これは反対の、不快なほうで行なうのです。そこがコワイところです。

私はそのとき、不快ではなかったのですが、やや不快かなと思われるほうをいうと、ヒザがしらを両手で軽く圧迫され、「持ち上げてください」といわれました。私は力を入れて持ち上げました（A図②）。

先生の力と、下からの私の力が釣り合って、4、5秒たつと、「はい、ストン」といって脱力しました（A図③）。

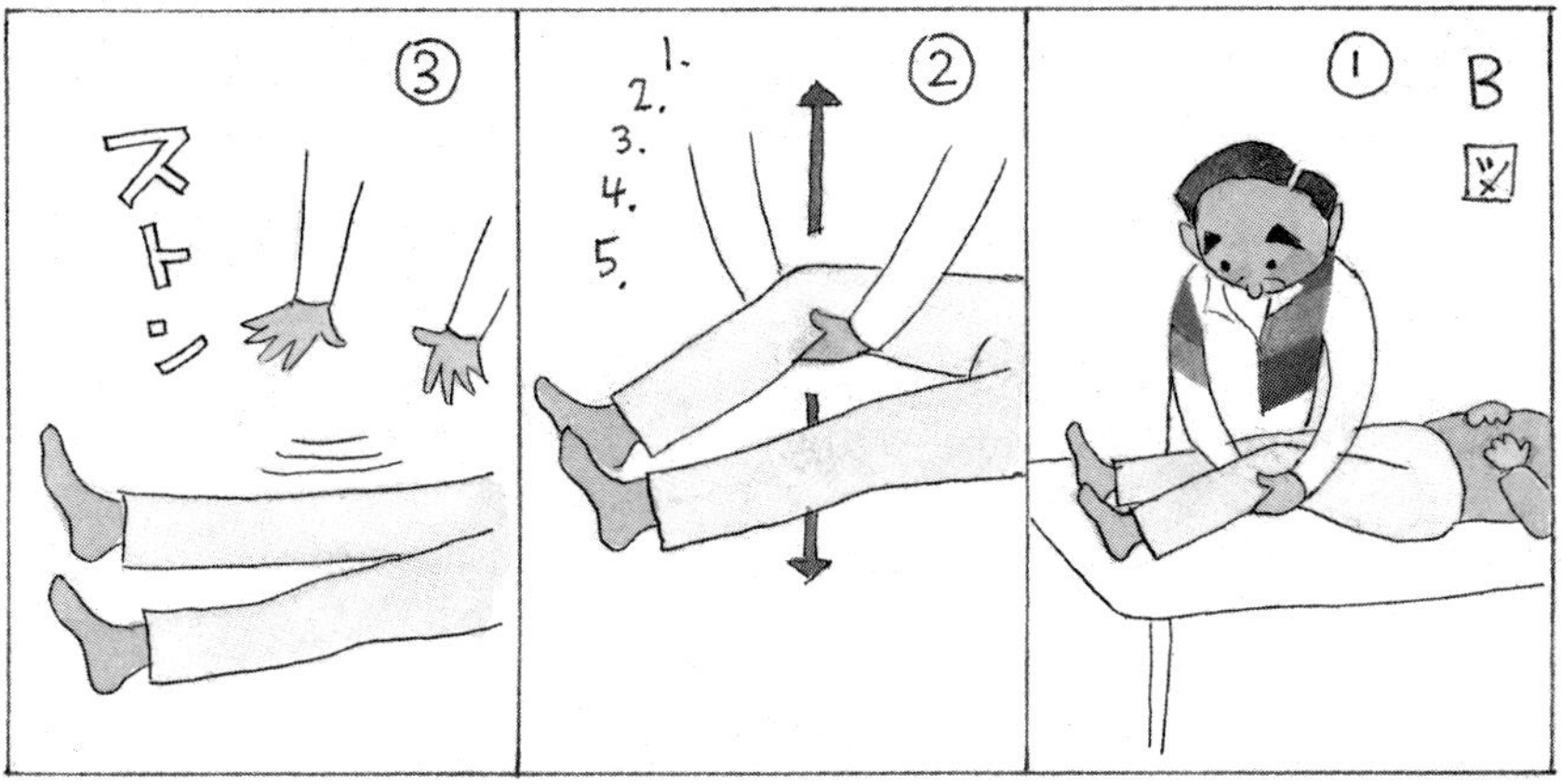

4、5回されたその直後、少し痛いな、と思いましたが、次にヒザを曲げて「後ろ反らし」（81ページ）をやった瞬間、激痛が走りました。

先生はすぐに反対のやり方「ヒザ持ち上げ」（B図）で、ヒズミを正されました。すると、痛みは見事に消えました。B図①は、左右どちらのヒザが、不快かを調べている絵です。このときは、痛いほうがわかっているので、B図②のように、先生が、両手でヒザがしらの内側をもち、軽く力を加えて持ち上げてくれました。私は、ヒザを下げようと力を入れます。力が釣り合って、4、5秒たつと、「ハイ、ストン」といって脱力しました（B図③）。これを何度かやると、たちまち痛みが消えました。

ただ、そのあと、仙台駅までタクシーで行くと、またすごく痛くなり、これは治るのに2日間かかりました。

前に痛めたところが、操体法で体をいっぱい動かし始めたので、〝思い出し笑い〟をしたのでしょう。先生も「これは治っていくプロセスの一つです」といわれました。

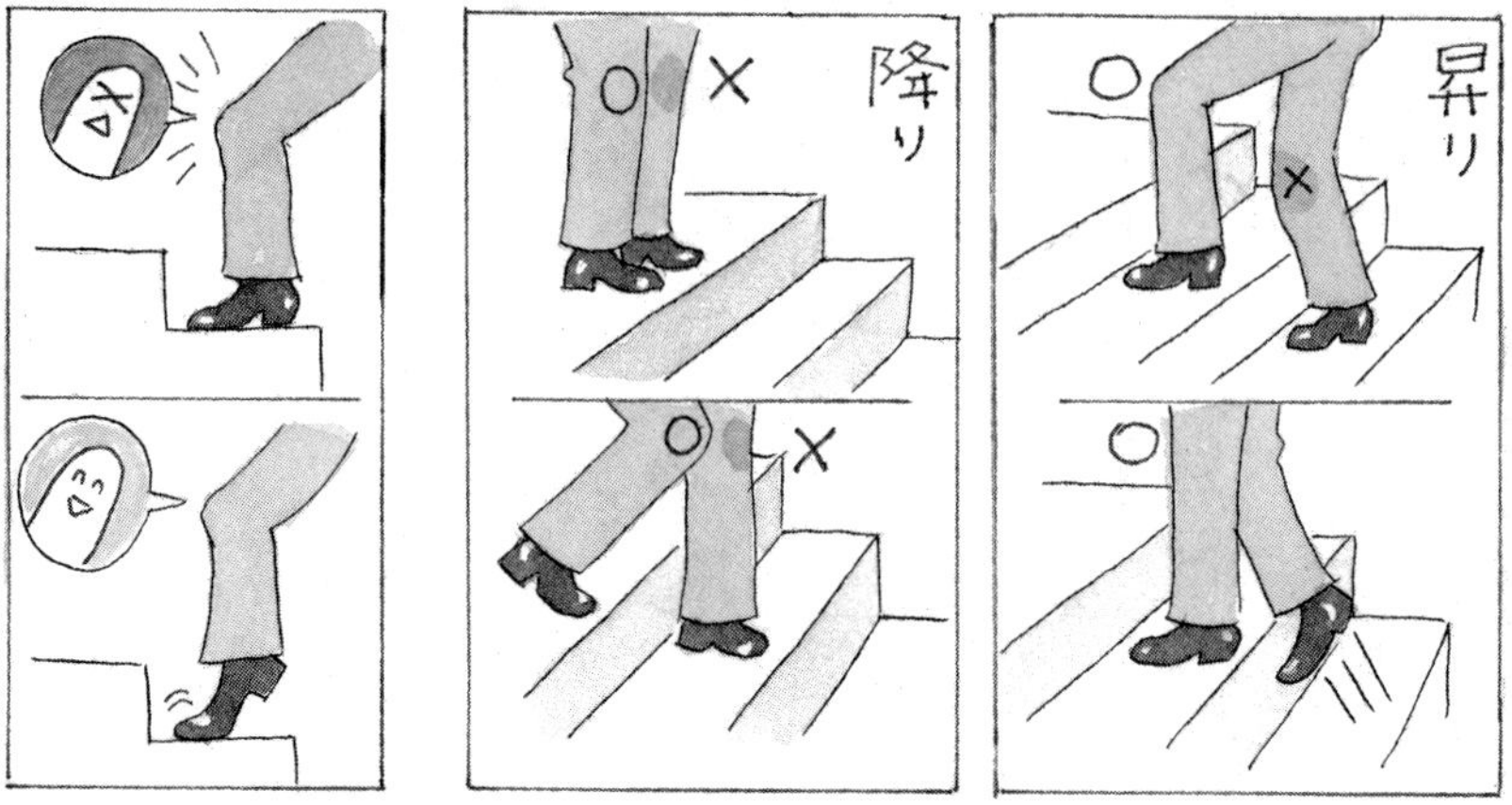

　仙台駅は階段が多いので、昇り降りがどうしたら痛くないかの研究には、もってこいの場所でありました。

　すごく痛いとき、⑴昇りは、痛くないほうの足から上がり、痛いほうの足を引き上げるのです。⑵降りは、痛いほうの足から下ろし、痛くないほうをあとから下ろします。

　2日目の朝もまだ痛かったのですが、お昼近くホテルを出てタクシーで三越に行き、足を引きずりながら買い物をし、そば屋でとろろそばを食べました。

　外へ出ると、あら不思議！　ヒザが治っていたのです。まさか、とろろのせいではないでしょう。階段もヘッチャラです。先生は「そういうふうに治るんです」と、いわれました。

　2度目のヒザ痛は、軽くて1日で治りました。軽いときは、階段をツマ先で昇ると楽です。


　なお、この「ヒザ・ストン」は、自分一人でもできると先生が教えてくれました。座って足を伸ばして、自分の手で行なうのです。ちょっと怖いけれど、痛くなったらやってみようと……。

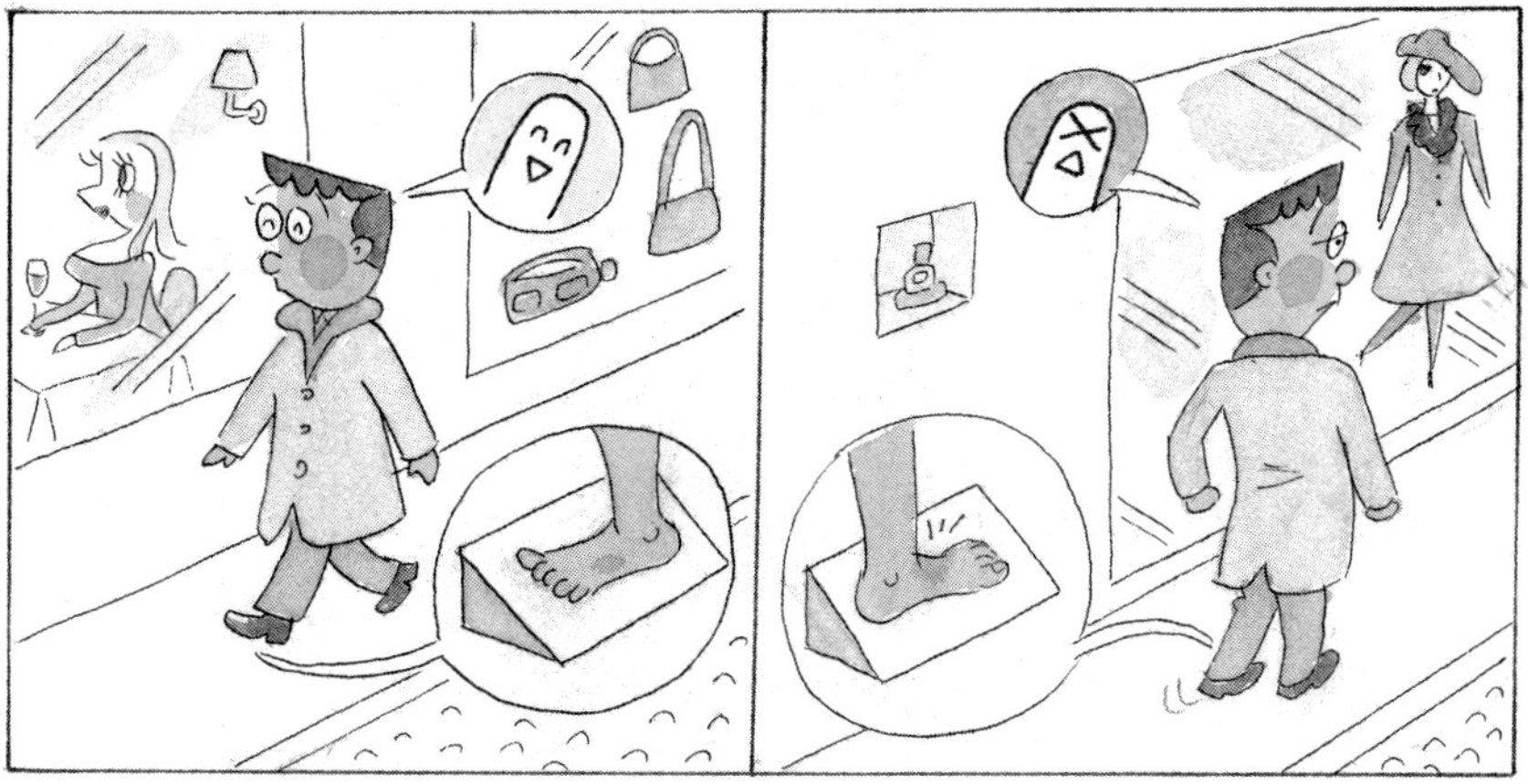

某月某日
パリでねんざが痛くなる

先日、久しぶりにパリに行きました。サントノレ通りをエリゼ宮からルーブルのほうに歩いていると、以前ねんざをした左足の、甲の左部分が、痛くなってきました。

向かって左側の舗道を歩いていたのですが、歩道面は、水はけをよくするためにお店側が高く、車道側がやや低くなっています。長時間かけて、私が痛いほうの「足クビ外側ひねり」をやっていたことになります。

Uターンして、同じ歩道の上をもどれば、「足クビ内側ひねり」になるぞ。優等生（?）の勘は当たりました。ホテル・リッツのあたりまでもどってくると、痛みが消えていました。自分を褒めてやりたくなり、バーの「ヘミングウェイ」で美味しいカクテルを飲みました。

あとがき

そもそも操体法との出会いは、2001年に埼玉県の東松山市で行なわれた国際的なウォーキング大会「スリーデー・マーチ」の出発地でありました。その前日、練習のため、近所を一気に6、7キロも歩いたのですが、日ごろやっていないので、昔、ねんざをした左足の甲が痛くなりました。

で、当日、出発地で同行取材を頼まれている朝日新聞の人に「歩けない」というと、東京学芸大学のスポーツ医学の先生が来ておられるからといって、紹介されました。その方が操体法を研究、実践しておられる池田克紀教授でした。

それから数回、大学を訪ねて先生に治療してもらいましたが、間もなく仙台の佐藤先生に紹介されることになったのです。それがきっかけで仙台通いが始まりました。

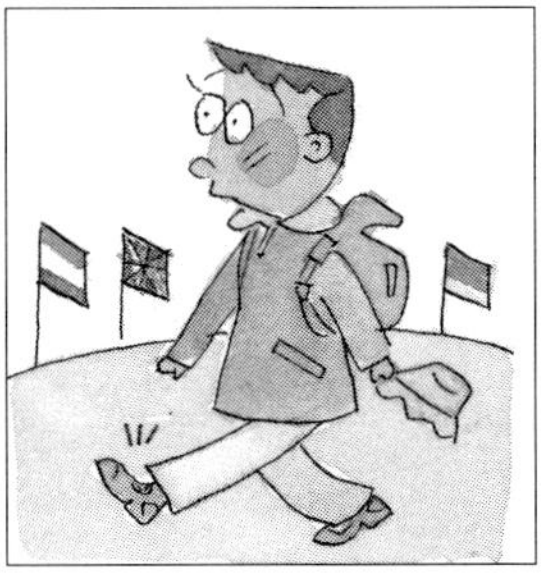

その日から、もう2年近くになりました。始まりが昔のねんざの〝思い出し笑い〟からであります。まあ、私の体はいつもアチコチ〝思い出し笑い〟ばかりして、操体法治療の見本市のようなものでありますが……。

私のねんざには「左足クビ内側ひねり」（61ページ）がいちばん効くようです。今はおかげでおさまっています。無理をしない程度に歩くことや、操体法で体のヒズミを正して、体に応じた軽い筋肉運動を行なうことなどが、どなた様にも大事なことだと思っています。

——最後になりましたが、この本を書くためにお世話になった方々、創始者の橋本敬三先生、達人の佐藤武先生にはもとより、たしかなデッサン力と感性のみずみずしいイラストレーターの福井典子さん、座談会に知的なさわやかさを加えてくださった東大教授石井直方先生、長年にわたって、自らも操体法を続けている編集者の渡邊直樹さん、装幀・レイアウトの友成修さんに心からお礼を申しあげます。

そして、すべての人たちとのよきめぐり合いをプレゼントしてくださった神さまに心からお礼を申しあげます。

サトウ　サンペイ

サトウ サンペイ

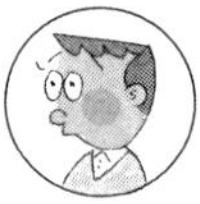

1929年大阪生まれ。京都工業専門学校（現・京都工芸繊維大）色染科卒。大丸（心斎橋店）宣伝部勤務を経て漫画家になる。1965年から27年間、朝日新聞に連載漫画「フジ三太郎」を描く。ほかに週刊朝日の「夕日くん」など連載や著書多数。

佐藤 武（さとう　たけし）

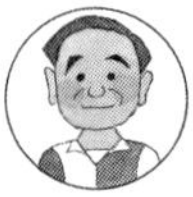

1938年生まれ。「操体法」創始者の橋本敬三先生に30数年間師事。1971年より「操体法」の理念に基づいた健康づくりクラブ「ヘルスプラザ仙台」を創設、操体法の指導を続け、現在に至る。同代表取締役。

〈連絡先〉

ヘルスプラザ仙台（代表・佐藤武）
宮城県仙台市宮城野区銀杏町28−11
（国立仙台病院裏）

橋本敬三操体法・神戸同好会（代表・清藤直樹）
兵庫県神戸市西区桜が丘西町2−11−4

温古堂（代表・橋本雄二）
宮城県仙台市青葉区立町27−21
仙台橋本ビルディング1F
fax 022−223−3233

サトウ サンペイの「操体法《そうたいほう》」入門《にゅうもん》

二〇〇四年三月七日　初版発行　二〇〇四年四月二〇日　再版発行

著者　サトウ サンペイ　佐藤 武
発行者　中村 仁
発行所　中央公論新社
東京都中央区京橋二—八—七　郵便番号一〇四—八三二〇
電話　販売部　〇三—三五六三—一四三一
編集部　〇三—三五六三—三六六六
振替　〇〇一二〇—五—一〇四五〇八

編集協力　風日舎
装幀・レイアウト　友成 修
DTP　㈲ダイワコムズ
印刷　三晃印刷（本文）　大熊整美堂（カバー・帯・表紙）
製本　小泉製本

中央公論新社ホームページ http://www.chuko.co.jp/
定価はカバー・帯に表示してあります。
落丁本・乱丁本はお手数ですが小社販売部宛へお送りください。
送料小社負担にてお取り替えいたします。

ISBN4-12-003506-9 C0075